诗词 医案 话本草

让本草美丽优雅 让诗词生动有趣 让中医深入人心

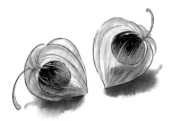

四季本草手记

洞察自然中的健康本源

李萍 著

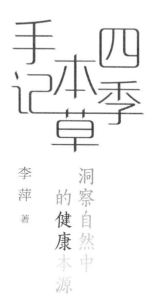

水彩图绘制 —— 侯婧 王昱文

植物标准图绘制 —— 孙英宝

饮片图片拍摄 —— 李泊宁

整理 —— 李博 王宏 瞿春艳

人民卫生出版社

作者简介

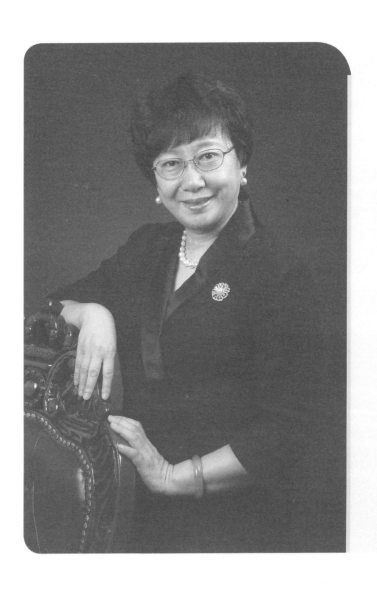

李萍，博士，研究员，教授，现就职于首都医科大学附属北京中医医院/北京市中医研究所。首都医科大学、北京中医药大学博士研究生导师和博士后合作导师，北京市第十一、第十二、第十三届政协委员，北京市青年联合会第九、第十届委员，并担任中国病理生理学会秘书长，中国病理生理学会中医专业委员会主任委员，北京中医外科专业委员会副主任委员。

李萍教授热心致力于中医药文化的普及和推广，曾在2009年第十一届政协会上提出"关于中医基础知识进入中小学生课堂建议"的北京市提案，并在近十年积极推进北京市"中医药文化进校园"工作。项目得到北京市教委"雏鹰计划""翱翔计划"和北京市基础教育阶段创新人才培养项目的多项支持。并建立了由北京市中医研究所牵头的"中医药科学与文化创新人才培养协作体"，以北京市中医研究所为纽带，横向联合相关高等院校、临床机构及科研院所等十余家单位，发挥高等专业人才培养资源优势，纵向拉动各中小学，发挥中小学基础作用，形成了跨层级、跨学校、跨学段、跨学科、跨区域的协同培养创新人才工作体系，并组建了近百人的志愿者队伍，形成了中医药专家走进中小学、教育界与中医界共同参与的新局面，引领了全国"中医药文化进校园"活动的推广。

李萍教授带领的团队得到了北京市教委、北京市中医管理局和多个区县教委、卫生健康委的支持，在中医药文化进校园活动中积累了丰富的经验，并建成了在北京市石景山区、海淀区及通州区的区域推动创新模式，分别以教委或卫计委牵头，顶层设计，统筹规划，大力推动了区域中医药文化的传播。目前有八十余所中小学校加入了中医药文化协作体，形成了多种教学资源，如史家小学"中医药文化体验"，育才学校"敬先农、爱本草"，北京小学的"四季课程"等小学教学资源，北京四中"药如人生"，北京五中"中医药文化与科学"和北京十二中"丝绸之路上的中医"等课程，出版了《中医药文化与我们的健康》(少儿版)，并形成了多种电子课件。还参与了北京市的教育改革，成为北京市教委初中开放性实践课程的创建单位，为学生们提供了20门中医药科学实践课程，近三万中学生体验了中医药科学与文化，受到了学生的欢迎和好评。

李萍教授还被中国科协授予首席科普传播专家和北京市教委"中医药科学与文化"创新人才培养协作体首席专家，承担国家社科基金重大项目"中医药文化助力中国传统文化的伟大复兴"子课题以及中国科协"中医药文化进校园"及北京市教委北京市基础教育阶段创新人才培养等10余项课题。作为政协委员，李萍教授身体力行，推进中医文化进校园活动，在北京市百余所中小学开设了中医药课程，并形成了多种课程体系和进校园模式，其成果被录入2016年《中医文化蓝皮书》。中医药文化进校园所取得的成绩也得到了社会的关注，其成果在2017年北京市中医管理局举办的"北京中医药文化宣传周暨地坛中医药健康文化节"中进行主题展示，李萍教授也多次做客中央电视台军事·农业频道、北京卫视、贵州卫视及北京城市广播等节目，在全国产生广泛的影响。

序

中医临证基本功要扎实，勤临证，多思考，熟悉药味、配伍和方剂，才是当个好大夫的基本条件。李萍是我三十年前北京中医学院（现北京中医药大学）中医系的学生，后来再入张氏医门，成为传承弟子。自大学起跟随我学习，随后的研究工作中也常随诊，并坚持出门诊，勤临证，对方剂、药味熟悉、理解精到，学以致用，发扬光大，在皮肤病的临床、研究中有很多收获。

李萍博士有中医背景，又在法国国家科研中心工作，回国后坚持以中医为主导，结合临床开展中医药的基础研究，推动中医的发展，成为银屑病中医临床基础北京市重点实验室主任、国家中医药管理局"疮疡生肌理论及应用"重点研究室主任。她带领研究团队在银屑病和疮疡研究中承担了十多项国家级课题，取得了多项成果。她在中医的道路上不断前行和开拓，既是科研专才，又有临床经验，还有文学造诣，我们有师生之缘，我也引以为豪。她在拜师时写了一首诗表明了她的中医情怀：

蒙幼结缘入杏林，卅年求索付真心。

向初只道阴阳浅，滋久弥觉奥妙深。

幸遇良师彰启瀹，况逢经典藏千金。

仰尊医术德行济，博采勤学纳古今。

李萍博士身为北京市政协委员，自觉地担负起推广中医文化传播的社会责任，将中医药推广到校园中。她不仅懂中医，知本草，善研究，还热爱诗词，并带领中小学生们举办本草雅集，以诗词、歌赋为载体，将中医、中药的内容融入其中，既传播了中医药知识，也传播了中国优秀文化，是中医药文化的创造性转化，值得推广和普及，我也乐于支持，玉成此事。

这本书不仅介绍了本草的自然生长状态，还介绍了药物的文化内涵和临床应用，用生活的故事和临床案例介绍了本草在保健中的作用，笔调清新，诗词优美，散文流畅，集医、药、文于一体，诗情画意都在其中，是难得的一本本草科普书籍。不仅对医学工作者，对社会大众都是一本可学、可欣赏、也可实用的书，特此推荐，以飨读者。

2018 年 3 月 22 日

写在前面的话

　　我是一名学中医的人，1981 年进入北京中医学院（现北京中医药大学）中医系学习，从此就投身到中医药的事业之中。回想起来与中医的结缘可以说是来自家庭的影响，父母从事医药研究，对中医药有深厚的感情，从认字开始就痴迷于各种本草植物，没想到竟然选择了中医为一生的职业。在研究之中对中医药感受颇多，留下了点点滴滴的记忆，还将喜爱的本草随笔写了诗词，自己孤芳自赏，也偶尔发到朋友圈，没想到竟引起了共鸣，也因此受到激励，遂将诗词结集成册，并将生活感悟和临床经验总结其中，以飨读者。

　　人们也许觉得本草离我们很远，属于山谷、荒野，然而仔细找找，它离我们的生活不远，在花园里、道路旁、阳台上、案头边、校园中、大门外、厨房里、餐桌上……本草的身影无处不在。草药的味道是苦的，一提到草药，大家本能地皱起了鼻子，撅起了嘴巴，然而"良药苦口利于病"，是人们不得不承认的事实。

作为中医大夫，每天都在喜悦和困惑中度过。惊喜于病人的好转，每于此，就如获胜的将军，赏析每一味药物；也困顿于疗效的不佳，疑惑方中的君臣佐使，更要分析一方一药的配伍。每天与本草交流，品味它的特性，处方中开出的每一味药，都倾注了心血和感情。深知做个好大夫，必须熟知本草，方能用兵如神。

带着情感去看本草，就能感受到本草的温度和生命力。它经过了春华、夏荣、秋实和冬藏，蕴蓄天地日月的精华，禀受风寒暑湿的变化，化为一草一木的千姿百态，绽放一花一叶的神奇曼妙，散发出独特的酸苦甘辛。它不是一般的植物，而是有着独特的姿态和物语，只有用最美的语言来描绘它，它的形象才能在人们的生活中鲜活起来。

我在品味研究本草的时候，仿佛能感受到本草的灵性。它来自天南海北，高山低谷，边疆内地，承载了地域的禀性，凝聚了田野的力量，传递着大自然的信息，化为本草的五色五味，在人体内升降沉浮，沟通着脏腑经络，以期阴平阳秘；它传递着寒热温凉，调理着气血津液，以期天人合一。它是自然与人体的桥梁，与我们的生命融为了一体。

我从小粗通格律，喜爱诗文，于是不自觉地将本草的美丽和情怀赋于诗词之中，让本草凝聚自然和人文之美。当仔细观察每一株本草植物时，你是否发现了它的精致和细腻？正如"苔花如米小，也学牡丹开"，每一株本草都有它的美丽。当我了解了它的故事，从生命的角度再次品味和欣赏时，透过枝叶和花果，感受到它的百炼成钢，终成良药的奉献，心中又是一阵感动。

进入了中医的殿堂，一直与本草打交道，我惊讶于它们的奇效，也激发了自己传播中医文化的热情，深感在少年时从本草而得到的中医启蒙，打开了我学习中医的大门，因此极力倡导并推动中医文化进校园的实践。本草就在我们身边，从本草入手，让学生们通过身边的本草，以独特的角度赏析本草，也用诗文图艺来展示本草，从而使学生了解中医，热爱中国文化。

　　我曾带领北京的中小学生连续两年举办了以中医药为主题的雅集，让学生们徜徉在四季的时光中，体味《春华·本草》《夏荣·本草》《秋实·本草》和《冬蕴·本草》的美丽，从中让学生们感受中医药的魅力，进而热爱中医，传承并发扬中国文化。我还多次受邀去贵州卫视《医生开讲》、中央七台《健康到我家》、北京人民广播电台城市广播《健康加油站》中介绍这些本草知识和中医药防护疾病的知识，让大众认识身边的中药，会用简单的办法治疗疾病。

　　本草流淌在我们血脉中，护佑了中华民族千年的生命传承和身心健康。我沉醉其中，将心中对本草的热爱以诗以词来礼赞，将本草、诗词、医案三者结合起来，让本草美丽优雅，让诗词生动有趣，让中医深入人心。本书介绍了生活中常见的 36 味中草药，带领大家走进本草的世界，沐浴药草的春风，体味本草的性情，以期陶冶性情，对身心健康有所裨益。

2018 年 3 月 22 日

目录

春

紫黛芳菲落繁星

紫花地丁

金缕银丝并蒂开

——金银花

二月黄花开满枝

连翘

北方嘉木名黄芩　　　　田野绒花落地黄

黄芩　　　　　　　地黄

妙笔生花绘云霞

——辛夷

心有远志岂小草

远志

春荫覆地绿车前

车前草

国色天香牡丹花

牡丹皮

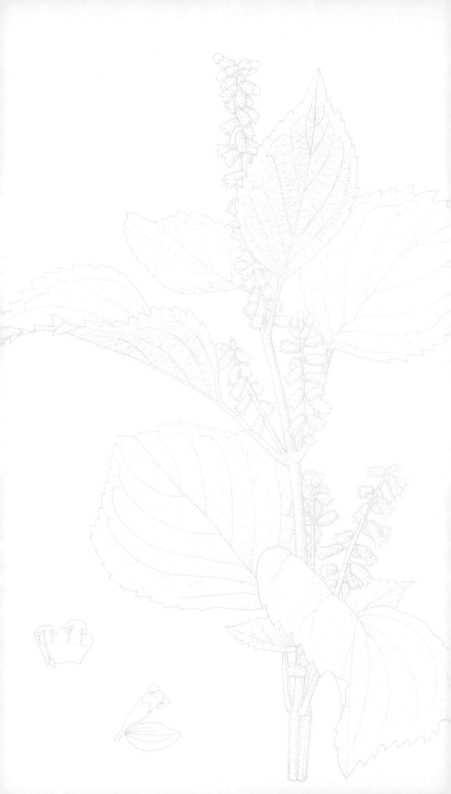

夏

风荷亭亭药亦香

荷叶

紫苏门下三剑客

紫苏

满树烟霞醉合欢

合欢

一片冰心在玉壶

薄荷

田间长命五行草　　漫山楮树绿荫浓

马齿苋　　　　　　楮树

凌霄花开夏日红

凌霄花

绰约芍药留余春

芍药

赠人玫瑰有余香

玫瑰

秋

扶摇直上九重天

——桑叶

九月菊坛花正香

——菊花

石榴清奇胜梅柳

——石榴

锦囊弛寄白果情　　　　日暖香艾气如熏

——银杏　　　　　　——艾叶

薏苡嘉禾珍奇物

——薏苡仁

十月山楂红满园

——山楂

灯笼红透入深秋

——锦灯笼

荆棘丛中酸枣香

——酸枣仁

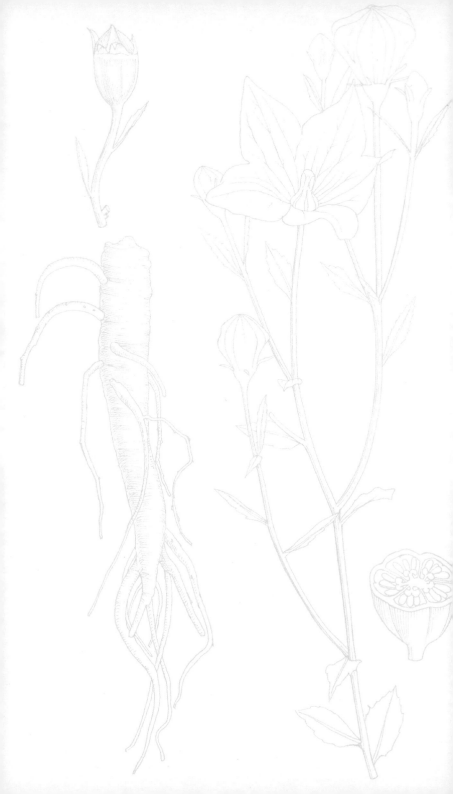

冬

上党诸参费疑猜

——党参

补药之长属黄芪

——黄芪

当归熟地满庭芳

——当归

调和诸药国老功

——甘草

一丛芳华香百合　　　一身赤红护丹心

——百合　　　　　　　——丹参

天地精华蕴枸杞

——枸杞

问道紫草功何在

——紫草

清风明月紫云台

——桔梗

春

紫花地丁

金银花

连翘

黄芩

地黄

辛夷

远志

车前草

牡丹皮

满庭芳·紫花地丁

朝柳如烟，暮花似雨，堇草新绿藏青。

土松天暖，冬梦惹人惊。

紫黛芳菲片片，飞箭簇，射落繁星。

枯藤下，柔枝嫩叶，迎风也娉婷。

地丁。春来早，携寒入药，善解诸疔。

五味消毒，绝配蒲公英。

茌弱无人问道，凭兰质，蕴苦含情。

留心处，锦茵杂树，秀色满芳庭。

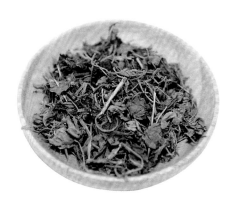

紫黛芳菲落繁星

紫花地丁

　　早春二月，新柳一团团地泛着鹅黄，桃花在此起彼伏地绽放，迎春花枝缀满黄蕊，白玉兰树映照华堂。向远望，到处姹紫嫣红，争奇斗艳，一派的生机与活力。可是地面上仍旧是枯草落叶，干枝老藤，小草尚未返青。然而走在田野，你会不经意地发现在枯草中，一些小草已经拱出了地面，星星点点地开着紫花。认识它的人一看就知道，春天的小精灵来了，它就是紫堇科的早花堇菜。过不了多久，它的"妹妹"也来了，也是紫堇科的植物，它就是紫花地丁。除了它们在开花的时间上有点区别外，同样的身姿、同样的绿叶，也同样精致的花朵，长久地吸引着我，我一直追随着，从公园到郊野，从初春到入夏。

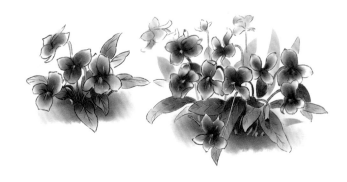

近些年，我突然发现紫花地丁越来越多，后来才知道这是因为园林科学家发现。紫花地丁具有良好的观赏价值和耐寒品质，被用作新型的绿化植被。紫花地丁不娇气，耐寒、耐旱，因此在北方刚刚入春之际，天寒地旱，地丁都能破土而出。在树荫下也常常可以见到一簇簇的地丁，虽然不显眼，但每一片细长的叶子都使劲地伸展着，从叶片中心发射出了一簇簇紫花。紫花地丁花开五瓣，即便没有充足的阳光，地丁都在默默地生长，在石缝、田埂、坡地等贫瘠处也经常能见到它坚强的身影。即便经历踩踏、寒霜、水涝等灾害后，它依然能够顽强地活下来。

紫花地丁是聚集性地生长，只要一个地方长出一株地丁，来年这里就会长出一片来。五月初，我去北安河凤凰岭山下游玩，在田野间散步时，忽然发现了一片片的紫花地丁，花朵已经凋谢，叶子长得长长大大的，每株地丁叶从中间都伸出一个天线样的豆荚，我惊奇地发现地丁的果实已经成熟了。地丁的果实像黄色小米粒一样，密密麻麻挤在三个裂开的豆荚里，每颗果实晶莹透明。真想摘一颗，可手刚一触碰到豆荚，里面的小果实立刻就像子弹一样弹射开来，打在手指上。结果豆荚里一颗果实也没留下，手里也一颗没有收到。看来紫花地丁早有防备，也许也期待着这一刻来播散种子呢。当然，自然界还有它的搬运工，这些果实也是蚂蚁的食物，经常可以看到一队队的蚂蚁辛勤地搬运着，无意间也为地丁的种子进行了二次传播，使这些地丁走得更远。一株地丁很小，但成片地铺开，却成了芳草茵茵的草地奇观。

之所以叫作"地丁"，是因为这类植物的根部如锥钉的样子，直直地扎入土中。基于这些植物对土地的忠诚和眷恋，逐渐演绎出大地之子的美名。也正是因为大地上林林总总的微小花草难以辨别，人们简而言之，也就将它们归结成各类的"地丁"了：开紫花的那就叫紫花地丁，开黄花的就是黄花地丁；味道苦的就是苦地丁，味道甜的就是甜地丁。总之这些微小一族的花草就用着共同的名字，顶着不同的帽子出现在人们的视野。

"堇色"的意思指淡紫色，诗经中曾有"堇荼如饴"，其中的堇、荼都是苦菜。紫花地丁就是这种淡紫色的苦菜。紫花地丁遍布我国的北方、华中、华南等地，是春天冒出来最早的青草，也是农家的盘中餐。很多农家在这时都会采来嫩叶，洗净后，开水焯一下，加上蒜末、酱油、醋、麻油等，凉拌起来，清爽可口，去火解毒。还有的直接洗净后，拌成沙拉，吃起来的口感与苦苣菜的味道接近。有的人家还不怕麻烦，将地丁的嫩叶裹上干面粉蒸熟，蘸上醋蒜，吃起来黏黏滑滑，不失为春季的时令野菜。紫花地丁有淡淡的苦味，能消解冬天蕴结的内火。

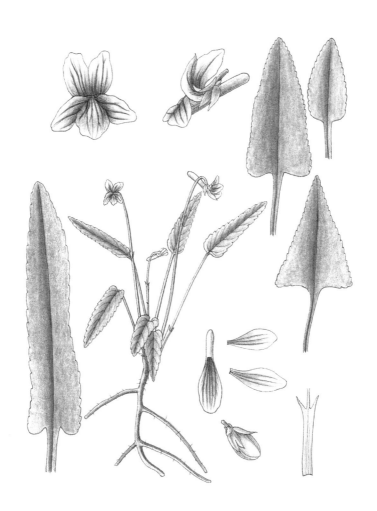

紫花地丁是一味苦寒的药物，在《本草纲目》中写道："治一切痈疽发背，疔肿瘰疬，无名肿毒恶疮"。李时珍还记载了一个神奇的故事，昔日有一尼姑背上红肿热痛，生了一个肿疡，也就是西医学的背部疖肿或脓肿。尼姑十分痛苦，睡卧不宁，不知如何是好。睡梦中迷迷糊糊梦到仙人给了她一个方子，便立刻从梦中惊醒，记下方子的内容。她按照方子所书，将紫花地丁捣碎与白面和匀，用盐醋浸一夜，外敷数日后，疖肿痊愈。这就是现代的倒膜外治方法，加入醋增加了药物的透皮性，用面糊作为药物的载体，很好地帮助紫花地丁发挥药效。

我与紫花地丁也有一段不解之缘。6 岁的时候我随父母下放到山西垣曲的墨山底大队，村子在一个狭长的山沟里。当年山里的孩子没处玩，就跟着孩子头小全哥在山脚、路边、树林里玩耍。小全发现村外的树上挂着一个马蜂窝，就带着男孩子们用石头块打马蜂窝。这下可惹恼了马蜂，马蜂四散飞开，追逐我们这些孩子们。我跟在后面还没搞清楚状况，额头上就被狠狠地蜇了一个大包，疼得大哭起来。村民们把我送回家，到家时额头又肿又痛，眼睛都睁不开了，急得奶奶不知道该怎么办。这时房东拔了一大把的紫花地丁，让奶奶捣烂给我敷在被蜇的地方。没过多久，果真疼得不那么厉害了，两三天肿痛也就消了。后来见到紫花地丁我就由衷地喜爱，也记住了它治蛇虫咬伤的功效。

紫花地丁是清热解毒、凉血消肿的常用药物。最常见的名方就是五味消毒饮，由金银花、蒲公英、野菊花、紫花地丁、紫背天葵子组成，治疗热毒引起的痈疮疔毒。方中蒲公英又称为黄花地丁，清心利尿；而紫花地丁可清心凉血，并消肿止痛。一对田野的地丁在此时携手并肩，配伍得当。我在临床中常常以这个方子加减治疗疖肿、带状疱疹及湿疹，效果非常明显。如果身边能发现紫花地丁，单一味捣烂外敷，对痤疮也有治疗作用。

北京中医医院的皮外科专家赵炳南先生治疗湿疹糜烂渗出严重者，除用马齿苋外，还用紫花地丁水煎湿敷。根据赵老临床经验，紫花地丁适用于泛发瘙痒，渗出较多的皮损。因此我在临床上常常以鲜马齿苋、紫花地丁合用，水煎后，外敷皮损来治疗湿疹。

曾看到一位大学生做了一个紫花地丁的创意项目——研制抗菌止痒肥皂。根据紫花地丁的抗菌作用，同时又具有止痒护肤的功效，将两者融合，设计了这个创意产品。他还在规划系列产品的研发，希望利用紫花地丁的护肤止痒功效研制出更多的护肤霜、保湿霜、洗浴液等。我积极鼓励他的创意，希望他在中医药的宝库中继续挖掘，并借紫花地丁的花语祝福他：踏实做人，"诚实"耕耘，希望他梦想成真。

　　有感于紫花地丁的微小之美，有如兰花，有如繁星；也感动于它的高贵品质，坚韧耐寒，疗疾祛病。特写此文以记之。

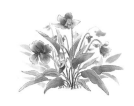

满庭芳·金银花

无意春晖，带红着绿，幻作花草葳蕤。

白华初放，隔日遍黄衣。

金缕银丝并蒂，成双对，形影不离。

雌雄伴，鸳鸯鹭鸶，两玉蕊偎依。

称奇。渍露雪，冬寒自蓄，疗治热疾。

蔓藤善驱毒，通络又解肌。

同使竹菊入药，清凉透、疹褪风息。

清香寄，一壶沸水，甘苦自相知。

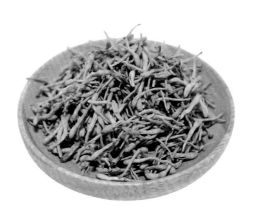

金缕银丝并蒂开

金银花

　　上班的路上穿过一条长长的小径，小径的尽头两边各栽着一株金银花。金银藤爬上了路边的栅栏，堆积成一团，悬挂在栅栏外面。每年冬末到开春的时候，黄褐色的藤蔓缠绕着，落满了枯枝老叶，让人忘记了那些草木的存在。仿佛到了春末的时候，黄褐色的老藤才慢慢返青、发芽，不断窜出新枝，向上攀爬生长，渐渐枝叶繁茂起来，笼罩成一蓬绿伞。周边的白玉兰谢了，红碧桃落了，粉色

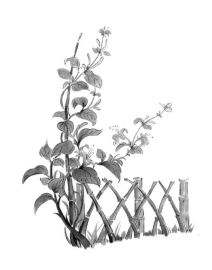

的海棠也飘满小径，仍不见它开花的动静。五月初的时候，路旁一枚火红的石榴花开了，忍不住走到花前，不经意间发现树下的金银花也冒出了花蕾。

每次见到金银花，心里都会生出感激之情。前两年夏天去密云的遥桥峪水库边开会，晚上嗓子干痛，全身肌肉酸痛，这是马上要感冒的前奏。可来的时候走得匆忙，身边没有带药。心知当晚若是扛不住，第二天就一定会发作起来。忽然想起开车进来的路边有一大丛盛开的金银花，心里一下有希望了。傍晚，与会上认识的朋友一起摘了一大把尚未绽开的花蕾，洗净后开水冲泡，浓浓地喝了两大杯。第二天早上嗓子不疼了，全身酸痛也减轻了，不禁对金银花的功效称奇点赞。

金银花属多年生半常绿缠绕木质藤本植物，有着许多好听的名字，比如银花、双花、鹭鸶花等，还有一个奇特的名字叫忍冬，从名字可以看出金银花能耐寒冷的特性。除此之外金银花适应性强，对土壤要求低，喜爱阳光，耐干旱。民间有谚语"涝死庄稼旱死草，冻死石榴晒伤瓜，不会影响金银花"。

春夏时节，藤蔓碧绿生辉，黄白花开，次第有序，从四月结蕾、开花一直持续到冬初。刚萌发的花蕾只有米粒大，而后慢慢地分开向外伸出，再慢慢变长，呈青绿色；过5~6天花蕾逐渐长大变长，也慢慢地呈现出青白色的光泽。等它终于长到大概有一寸长的时候，花蕾的青色尽数褪去，开始全面泛出乳白色，花蕾顶端部分也会丰满膨大。金银花往往在下午四点以后进入绽放花蕾，刚刚开放的花是白色的，纤纤银花犹如唇状，裂开分向两侧，上、下唇翘卷起来，细细的花蕊从花心伸出，绽放开来像一对飞翔的小鸟。更有趣的是隔一日银白的花朵就变成了金黄色，常常一对花中一金一银，黄白相向，玲珑精致。微风吹来，一阵阵浓香沁人心脾。

我国是金银花的主产国，入药的金银花主要分布在山东、河北、河南等地。目前金银花品种越来越多，通过育种、嫁接，大规模种植的金银花多是灌木状。将金银花树修剪成球形的树冠，花开时，一簇簇的花蕾布满了树冠，整个就是金银花花蕾装点的花球。药农采摘非常方便，一抓一把，比起采茶来要快多了。每年五月是金银花第一季花盛开的时节，也是花蕾最多的时候。药农们常常在晴天清晨露水微晞时来到田边，清风将花蕾上最后的潮气吹去，这时就可采摘了。选择上头部膨大尚未开放呈青白色的花蕾，也是金银花的二白期花蕾，此时采收的花蕾不易开放，养分足、气味浓、颜色好，最适宜入药。将采摘的花蕾阴干烘烤后，即可入药。高品质的金银花花蕾呈棒

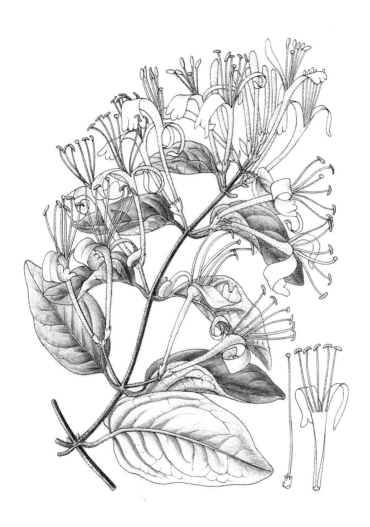

状，上粗下细，略弯曲，表面绿白色，花冠厚、稍硬，握之有顶手感，气清香。这时的金银花中的绿原酸含量是最高的，一旦花开，药效就下降了。

金银花甘，寒。具有清热解毒，散痈消肿之功，还有疏散风热，凉血止痢的功效，有"解毒奇草"之称，被誉为"广谱抗生素""中药抗生素""中药抗菌素"等，用于治疗痈疽肿痛、各种热性病、咽喉肿痛、痢疾等症。在2003年我国爆发"非典"（SARS）之时，由于金银花抗菌消炎、抗病毒疗效甚佳，因此成为了"非典"的首选药。在"甲流"横行之际，原卫生部办公厅、国家中医药管理局办公室公布的防甲流方案中，首选方案的主药就是金银花。那时各家各户都煎煮中药防非典，一时间各个医院、药店缺货，金银花身价陡涨。医院为了保证病人的用药，稳定价格，金银花价格倒挂了将近一倍。由此可见，"药铺小神仙"的金银花在大灾大疫之时并非是浪得虚名。

金银花善治风热感冒是我们熟悉的用途，来源于《温病条辨》的银翘散是治疗风热感冒的著名方剂，方中金银花、连翘为君药，配伍牛蒡子、薄荷、淡竹叶等，有疏风清热、利咽解毒之效，是夏天感冒常用的方剂。目前还有银翘解毒片、维C银翘片、银翘散等中成药，方便使用。这个方子可演化出很多家常饮品，用于清热泻火。一捧金银花，沸水冲开，花朵上下翻舞，浸出浅浅的黄色，散发淡淡的清香，也夹杂着微微的苦涩。在金银花开的季节，我还常常用鲜金银花、鲜薄荷，加几粒冰糖，用沸水冲泡，加盖闷上一刻钟，就泡出一壶清香甘冽、金黄透亮的花茶，清爽凉润，沁人心脾。

我国南方尤其是广东、广西一带，人们在夏季喜饮金银花制品来清热解暑，祛痱开胃。暑天采来金银花的花、叶、藤，加水煎煮，既可外洗除痱子，也可蒸馏成露，加冰糖后放入冰箱备用，味甜清香，是夏季的防暑、防治痢疾的保健饮品。南方一带药铺商场暑天卖凉茶，大多也是以金银花为主要成分，如龟苓膏、广东凉茶等。自己不妨用下面这个配方做一杯凉茶，防暑祛湿过夏天。鱼腥草30克，金银花15克，茯苓、夏枯草、甘草各10克，浸泡半小时后，煮开煎熬30分钟，加冰糖后放入冰箱备用，味道苦中带甜。

金银花以花入药，有美容之效。《御香飘渺录》记载慈禧太后的生活起居：太后将安息前半个时辰光景，先把面上那些鸡子清用肥皂和清水洗去以后，接着便另外搽上一种金银花蒸馏液。"这种液汁能使太后方才给鸡子清绷得很紧的一部分皮肤重新松弛起来，但又能使那些皱纹不再伸长和扩大，功效异常神奇伟大！"

　　金银花是"疮家要药",出自《医宗金鉴》外科心法要诀的著名方剂如五味消毒饮就是以金银花为君药,配伍野菊花、蒲公英、紫花地丁、紫背天葵子,水煎后,加酒适量和服,药渣捣烂可敷患处。主治各种疔毒、痈疮疖肿、局部红肿热痛。我也常用金银花治疗痤疮,轻中度痤疮,面部出现红丘疹、带白头的粉刺时,可用金银花15克,配伍蒲公英、野菊花、黄芩、白花蛇舌草等随症加减。当中重度痤疮,肺胃热盛时,出现面部油腻、脓疱、红肿,甚至囊肿,重用金银花30~50克。我还有一个小发现,只要药方里有金银花,煎煮的中药存放时间长,而且不容易坏掉。其中的科学性可能在于其主要有效成分是绿原酸类化合物和黄酮类物质,这些物质具有抗菌、消炎、抗氧化等作用,这也是将金银花开发成消毒纸巾、牙膏、香皂、洗浴剂、香波等的原因之一。

　　我在临床上善用清营汤治疗银屑病。银屑病进展期多为血热证,皮损呈点滴状,颜色焮红,为热入营血的表现,因此方中重用金银花,既可清血热,又可透营转气,疏散风热。《生草药性备要》中指出:能消痈疽疔毒,止痢疾,洗疳疮,去皮肤血热。而当治疗银屑病红皮症时,或出现舌绛红、口干渴的热盛伤阴证时,我们皮肤科老中医赵炳南老先生同时用金银花炭和生地炭,认为效果堪比羚羊角,既可清热,又能养阴。

　　我也体会过用金银花炭、生地炭为主治疗过一位 20
岁男性银屑病红皮病病人。患者自 8 岁起患银屑病，病情
时好时坏。年近 20 岁，爱美心切，急于将腿部顽固的几块
皮损消去，因此就"病急乱投医"，在民间诊所用一成分
不明的"特效药"外涂，没想到不仅皮损没有消退，在一
周后皮损泛发，遍及全身。他得知同乡在我这里治好了，
也来看病。见到他时，头面、胸背、四肢 90% 以上皮损焮
红，密集分布着蚕豆至钱币大小浸润性皮损，鳞屑油腻，
病人心烦、咽痛、大便干、小便黄。我以赵老的解毒凉血
汤为基础加减，重用金银花炭、生地炭各 30 克，果真效若
桴鼓，一周后红皮大部分消退。我深为金银花炭的作用所
震惊，也为老前辈的经验所折服。

　　金银花不仅花美、花香、花有效，它的藤也是常入药
的部位，称为忍冬藤。中医认为藤可通络，因此它除了具
有清热解毒之效，还可疏风通络，常用于治疗热毒血痢、
痈肿疮疡、风湿热痹、关节红肿热痛等症。民间有很多验
方三两三的方剂，三两三亦称三两三钱三，因方剂的分量
而命名，一般掌握在民间医生手里，在群众中流传着这样
一句话："病要好得快，须用三两三。"而三两三中金银
花及忍冬藤的用量达到 30 克。

　　我的老师张炳厚先生从民间验方中得到启示，擅用三

两三化裁治疗诸种疼痛，尤其是痹证和胸痹，对金银花、忍冬藤的作用尤加赞赏。如当归、川芎、忍冬藤各一两，穿山甲三钱，三七三分组成。一开始老师并不明白忍冬藤的用处，后来遍查群书，在清代王秉衡著的《重庆堂随笔》中发现对忍冬藤的评价："清络中风火湿热，解温疫秽恶浊邪，息肝胆浮越风阳，治痉厥癫痫诸症。"颇有收获，每每讲到三两三的方剂就会提到忍冬藤。我也曾用此方治疗一头痛 30 年伴有脱发的病人，以此方为基础加减，一剂药服用七天后病人吃惊地发现相伴多年的头痛竟然好了。

金银花不仅是一味好药，也是开发保健品的重要原材料，如金银花茶、凉茶、金银花牙膏、洗手液及含有金银花成分的香烟、啤酒等，新产品受到国内外的广泛欢迎。金银花的世界美妙神奇，徜徉其中，领悟颇深。

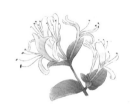

沁园春·早春连翘花开

二月连翘，如火如荼，耀眼辉煌。

看芳蕊澄澄，娇花灿灿，新枝翘首，牵动春光。

田园小径，流金泻瀑，串串悬钟丹霞扬。

着新雨，晓风吹晴日，珠露含香。

青阳催放梨棠，引粉黛钗裙喜若狂。

望乱红飞紫，堆云积翠，锦华独秀，唯有明黄。

须待秋深，条肥果绿，入药解毒功效彰。

心尤寒，散热消肿痛，天下良方。

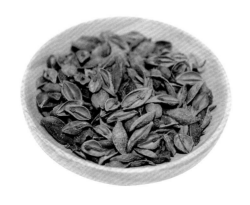

二月黄花开满枝

连翘

　　每年二月，天刚一回暖，路边连翘枯褐色的枝条就冒出了芽尖，悄悄地伸长了。不经意间枝条上就鼓出了芽苞。再过一两天的功夫，一朵一朵的黄花绽放了。忽然遇到阳光灿烂的一天，呼啦啦，一串串黄花怒放了，金灿灿地缀满枝条。一丛丛、一蓬蓬的黄花在阳光下热烈奔放、耀眼夺目。这就是春天的信使，带着春天热烈的问候，轰轰烈烈地喧闹登场了。

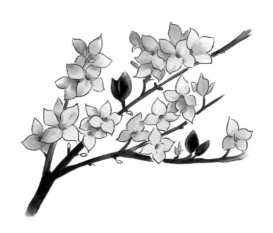

春天遇见满枝的黄花，最让人容易混淆的就是迎春花。我经常在连翘花开的时候，驻足连翘花花丛，对路人耐心讲解一番两者的区别，直到他们能正确辨别，才满意地看着他们离开。其实看多了，很容易区分连翘花与迎春花。迎春花枝条细长，向下伸展，即使蓬生的花枝，枝条也是绿色的，抛出一道弧线，耷拉到地面；另外，迎春花细小的叶子在开花前就长出来了，开放的花朵娇小，花开六瓣张开，花蕊吐露。而连翘，粗壮苍老的枝条布满了斑斑点点，即使被剪短了，枝条的尖端仍然倔强地向上伸展，花朵绽放在光秃秃的枝条上；花开四瓣，如钟铃般，向下开放着。花蕊藏在深处，要选择好角度，歪着头从下往上看才能看到花心。

连翘的名字很好地体现了植物的特征。李时珍解释这种草药名字为"连"，似指结的果实像莲子，而枝条高高地翘起，正如《诗·周南·汉广》"翘翘错薪"。连翘生长的地方，往往是一丛丛，一簇簇，一到春天，从枝腋处分生出很多新条，枝脉相连、花丛连片。每年秋末冬深，连翘果壳打开，褐色的种子落下的地方，第二年就会长出新的嫩苗来，久而久之就连成了一片了。另外仔细观察一下，就会看到连翘的枝条永远上翘着，即使枝条被压下来，新生的芽尖永远向上，有一种倔强和不服输的性格。还有连翘果壳裂开时，果壳的基部连在一起，因此民间也把它称为连壳。总之身为连翘,自然为翘楚。

连翘也是我老家山西的道地药材。很小我就认识连翘。在5、6岁时随着父母下放到山西垣曲的大深山里,队里看大户人家出身的母亲也不会干什么农活,就让她帮着治鸡瘟、做钾肥,顺便还调查一下当地有用的药材……母亲是建国初期四川大学生物系的大学毕业生,对植物了如指掌。我常跟在她后面,在山边田野里撒欢地玩耍,也顺便认识了不少花花草草。春天看到沟边的串串黄花,母亲就顺口说:这是被子植物门、双子叶植物纲、合瓣花亚纲……木樨科的连翘,先开花,后长叶子,秋天的果实入药,能治嗓子疼,有抗菌作用……怎么什么都知道呀?!我对母亲的景仰之情油然而生,这就是我小时候的中医药启蒙。

我一直盼望果实成熟,常常去观察一番。终于到10月的时候,母亲说可以收获了,我就赶快叫上小伙伴,拿着镰刀,带着小篮子就出发了。连翘的果实是青绿色的,长卵圆型,有个尖尖的尾巴,齐刷刷地直着向上长。果子上面还有麻麻点点,没有山楂大。我们人小,连拽带揪,没摘几个就累了。有的小伙伴还好奇地尝尝,苦涩、辛辣,没肉、坚硬,不能吃,孩子们很快就没兴趣了。回来的路上看到很多村里人也打了不少的连翘回来,母亲说,

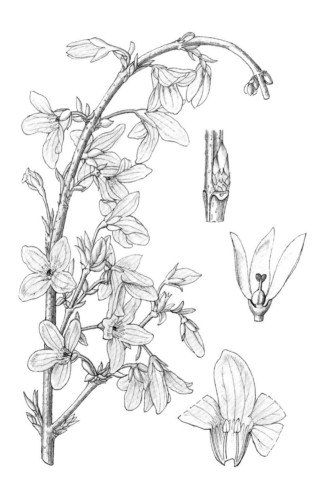

这里的连翘长得好，药厂会来收购的。我采回来的那点连翘没想到几天后果壳居然裂开了小口，里面露了褐色的果实。妈妈说这个干壳是入药的，但究竟怎么治病不得而知。一年后，全家搬到了城里，母亲带回来她们药厂制备的连翘内酯注射液，能治疗发烧、扁桃体发炎、肺炎等疾病。乡间的野花野草居然能治病，不由得对连翘心生喜爱，顿时刮目相看了。

母亲后来组建了当地的药检所并担任第一任所长，认识了家乡一位祖传名医的继承人张宝宝大夫。他家擅长制作各种膏药，专门治疗外科疾病。有一天弟弟屁股上长了一个鸽子蛋大小的疖子，连带半边屁股又痛又肿，疼得不敢坐板凳。母亲认为张大夫会有办法，就带着我和弟弟去了他家的诊所。张大夫的诊所在老街的四合院，门上挂着"悬壶济世"的匾额，大门开着，他正在炉子前熬药。火上放着一油锅，里面一大堆药，已经炸得焦黄，院子里散发着油炸的焦香和中药的浓香味道。张大夫认识我们，领过弟弟就给他看，说是火气大，得了坐板疮，没大关系，把脓拔出来就好了。然后就从药柜里拿出一贴膏药，放在炉子边上烤了烤就给贴上了，另外还给了连翘败毒丸。我好奇地问他，油炸中药干什么用？他笑着说这就是做膏药呢。果真膏药和连翘败毒丸有效，没两天疖子就出脓了，肿也消了。当时母亲说膏药是他家的祖传方，很神奇，我

现在想可能是拔毒膏之类的药物，但当时记住了连翘能解
毒治疗疮。

　　连翘的解毒作用是大家熟知的，但读到李时珍《本草
纲目》描述连翘时，不觉得就笑出来。"连翘状似人心，
两片合成……乃少阴心经、厥阴包络气分主药也。"正因
为连翘的果子长得像心状，还有一个尖尖的头部，所以认
为它能入心经，还具有刺破心包经的作用。而中医又认为
"诸痛痒疮疡皆属心火"，所以认为连翘为"疮家圣药"。
当然了，连翘首先是治疗疮疡疖肿等火毒疾病的有效药
物，然后又兼有心形的样子，这样有机地结合起来，成为
中医"象思维"模式的一个例子。中医"象思维"就是取
类比象，自然界与人息息相关，因此花花草草都与人的身
体相耦合。比如中药的核桃仁形同大脑，故认为有补脑之
用；女贞子形如肾脏，故补肾；虫类性善爬行故能活血化
瘀等。这样的思维模式下，连翘形似心形，其性寒，所以
清心经火热以及治疗其引发的多种疾病就不难理解了。

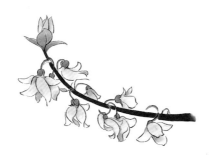

　　连翘还是预防流感、发烧、上呼吸道感染的家常好药。SARS 流行那年，中药成了家家户户的预防药物，无论单位、医院和药店都有各种预防的中药处方，金银花的价格翻了好几番。我就用银翘散中金银花、连翘、板蓝根这几味药给家人煎汤代茶饮，每天还以白醋熏房间，家里弥散着中药的味道和醋酸的味道。还真得感谢中药的作用，我们一家人平平安安地度过了五月的炎热和恐慌，就连我家每月都感冒的老公公这个月竟安然无恙，看来与中药连翘的作用有很大的关系。

　　正是由于连翘有个尖尖的头，就有了软坚散结的作用。凡是像疖子、痤疮、囊肿这样难以破溃的感染性疾病，我常常用到连翘。有一次开会碰到北京中医药大学的研二男生小姜，左面颊长了一片痤疮，融合成囊状脓肿。他经过很多治疗，一直没有完全消退。会后他直接找我来看，我就在五味消毒饮的基础上加连翘、夏枯草各 30 克，皂刺 6 克。同时外敷北京中医医院的中药复方化毒散软膏，很快脓肿就消退了。

　　连翘以壳入药，然而著名皮外科大夫赵炳南用连翘心治疗带状疱疹，著名的三心汤中就是以连翘心、栀子心、莲子心配伍。连翘心是连翘的种子，样子长得像旱莲子，可想而知三个心在一起，药性苦寒、直折心火。对于带状

疱疹心经火热之证疗效非常好。我曾治疗一位曾大姐，她
刚刚退休，是家里的顶梁柱。她上要照顾老人，下要照顾
刚刚生了孩子的女儿，偏偏这时丈夫突然中风偏瘫。一下
子急火攻心，右侧胁肋长出缠腰龙来，红红的一片，上面
簇集小水泡，疼痛难忍，两夜都没有合眼，精神疲惫、饮
食无味。来找我看的时候，舌苔黄厚腻、大便干燥。我就
给开了龙胆泻肝汤、三心汤加减，先开三副。三天后再来
的时候，她好像换了一个人似的，疼痛明显减轻，精神倍
增，大便通了，小便也不黄了，关键清泻了心肝之火，就
能睡好觉了。

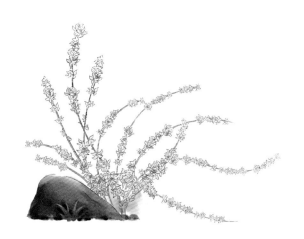

连翘，美好的植物。当我再次认识它的时候，喜欢它娇艳美丽的花朵洋溢着温暖和阳光，钦佩它枯老苍劲的枝干流淌的刚强和任性，更欣赏它青涩干裂的果实透露着自信和倔强。连翘之所以这样呈现，正是它蕴含着超强的自然力量，和具有通达人心、治病救人的药性。

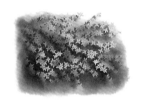

蝶恋花·黄芩

芩草丛生鸣野鹿。紫艳花开，岭上烟霞住。

采药尤言云起处，燕山余脉星罗布。

夏日甘茶消溽暑。沸水清汤，溢出黄金露。

根老肠枯无所顾，冰心善解人间苦。

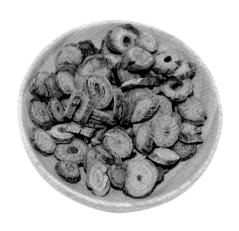

北方嘉木名黄芩

黄芩

北方有嘉木，其名为黄芩。

十多年前的夏天，偶然的机会去昌平的菩萨鹿村进行乡村中医药的推广项目，喝了一种特殊的茶，让我至今难忘。老乡们一听是城里的大医院要给他们送医送药，高兴地把我们迎到了在高台上装修一新的村委会，村支书带领着一队人马热情地接待了我们。村支书是个见过世面的人，曾经当过卫生兵，回村后就成了当地的村医，凡村里人有个头疼脑热的，他除了用点便宜的西药，主要就靠当地山里的中药。

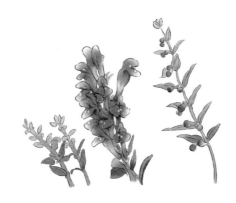

招待我们的就是这种特殊的茶。村委会的小王从办公室里屋拿出一袋包装简单的茶叶，开水一沏，飘出淡淡的清香。叶片在水中慢慢地展开，杯中还有细小的树棍在上下游动。茶水慢慢地变成浅浅的青绿色，闻着有青草的土腥，夹杂着一丝清甜的味道。喝到嘴边，甘冽清爽，我竟认不出是什么茶。忙问支书，支书嘿嘿一笑，说这是刚做的黄芩茶。

说来也巧，小王的父母正在家里做黄芩茶。我们跟小王一起去家里，一进大门，房前的空地上堆着一堆刚采摘回来的新鲜黄芩，叶子嫩绿柔软，小王的父亲正低头用铡刀将黄芩切成大约 1 厘米长的药段。旁边土灶边上小王的母亲和媳妇满头大汗，忙着将切好的黄芩撒在笼屉上，蒸汽中散发青草混合中药的味道。半个小时后出锅了，笼屉上黄芩叶子已经变成了深绿色。小王的母亲说，黄芩要"蒸"，蒸完了就没有土腥味了，能放得住了。

这其实就是制黄芩茶的杀青过程。黄芩茶是以茎叶为主的茶叶，主要是靠"蒸"的方式来"杀青"的。而江南的茶叶主要是以"炒"来杀青。夏季在黄芩开花期采摘地上的茎叶部分，洗净切段上锅蒸，经"七蒸七晒"，蒸的次数越多，土腥味越少，茶香也会愈浓，口感越甘甜。近年讲究一点的，只要叶，不要茎；更有甚者只采黄芩的嫩芽尖，还有甚者用新鲜的黄芩花或干燥的黄芩花用来泡茶，更别有一番风味。

话说黄芩，其名来源也颇有诗意。《诗经·小雅》中记载"呦呦鹿鸣，食野之芩。我有嘉宾，鼓瑟鼓琴。"不仅联想到郊野之外，芩草茂盛，麋鹿游荡，君王在宴饮宾客，鼓瑟之音与鹿鸣呦呦相伴，场面好热烈。

芩草花开为紫色，为何命名为黄芩？是因为不仅黄芩茶泡出的水是金黄色的，而且黄芩的根也是黄色的。黄芩是多年生草本中药，喜爱阳光充沛的寒冷地区，其中北京的燕山山脉适合其生长。黄芩每年3月开始返青，5月的茎叶生长旺盛，6~7月开花。开花时节，烂漫动人。黄芩的花开在柱头，兰紫的唇状花微微张开，像小筒状伸出，花冠膨大轻盈。唇形的花瓣分层展开，上唇微张，下唇如翅，细细的花蕊，藏在紫花桶的深处。像排成一队的小鸟，翘首握爪，使劲伸着头往远处探望。不免想起一句诗来形容"黄芩枝头噪鸟多"。黄芩的叶子细长，像披针状，摸上去有点像蜡质感，一对一对地交互生长着，从上面看像四棱的宝塔般庄严。

农历二月、八月是采药的季节。黄芩在"春初津润始萌，未充枝叶，势力淳浓；至秋末则枝叶干枯，津润归流

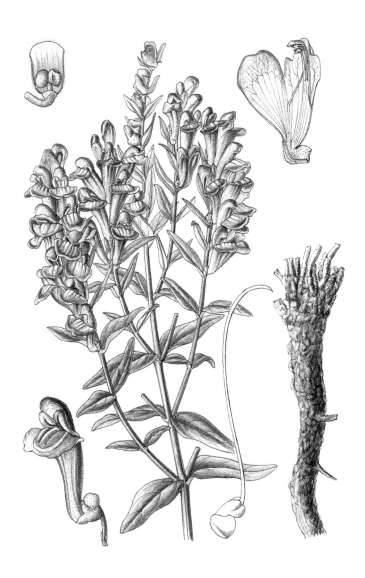

于下"。因此春初和秋末的黄芩根贮藏了最多的能量，是采挖的好时节。采黄芩时特别要注意不能在雨天，黄芩根如果遇到雨，就会流出黑绿色的水，药效就没有了。我曾带学生做了一个实验，将新采回来的黄芩切片，一半泡在冷水杯里，另一半泡在开水中。惊奇地发现泡在冷水中的黄芩半个小时后饮片和水已经变成了黑绿色；而泡在开水中的饮片和水一直是淡黄色。其原因就是黄芩中黄芩苷呈现黄色，而黄芩中有一种黄芩苷酶，当遇到水或潮湿环境，黄芩苷酶就会将黄芩苷分解为醌类，醌类被氧化就变成了黑绿色，药效就降低了。所以在黄芩饮片加工中有一道重要的程序就是高温杀酶保苷；同时检测黄芩饮片的质量时也要观察饮片是否变绿，变绿的黄芩是不合格的。

药用的黄芩在中医大夫的处方中又有子芩、枯芩之分。子芩是略年轻的新根，质地细实而坚挺，又称条芩；而枯芩是年头长的黄芩根，中部枯朽，外黄内黑根大都中空发黑，所以黄芩又有腐肠的别称。在药性上，枯芩体轻上浮，偏于散上部和肌表的热邪。而子芩其质重主降，偏于泻大肠湿热。可见同为黄芩根，生长年限不同，体内的积累有了差别，功效就有了偏倚。

黄芩曾救了李时珍一命。李时珍在《本草纲目》中记载了这一故事。在李时珍 20 岁那年，因患感冒咳嗽，久咳不止，且伴有发热，皮肤犹如火燎，每日咳痰碗许，并口渴多饮，以致寝食几废。当时急坏了他的老父亲李言闻。李言闻本人是当地名医，他给儿子服了许多中药，诸如柴胡、荆芥、竹沥、麦冬之类，均不见效果，而且病情日益加剧，家人及邻居都认为必死无疑。李言闻情急之下，遍查医书，突然见到金元时期名医李东垣治肺热如火燎的论述，恍然大悟，原来"烦躁引饮"而昼盛者，属"气分之热"，宜一味黄芩汤以泻肺经气分之火。结果用黄芩一两浓煎服给李时珍服下，次日就身热尽退，随后咳嗽、吐痰都减轻。黄芩的效果让李时珍大为吃惊，在书中写下"药中肯綮，如鼓应桴，医中之妙，有如此哉"的盛赞。

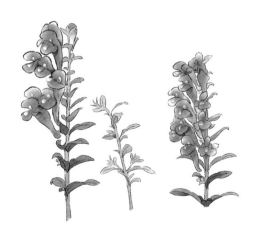

从病情分析，李时珍很可能是"大叶性肺炎""肺脓疡"之类的肺部感染性疾病，以致发热咳痰、烦渴多饮、肤如火燎，病情日渐加重，属于中医"肺热实火"之证。而黄芩味苦寒，能泻肺经实火。现代研究表明，黄芩有广谱的抗菌作用，可抑制肺炎双球菌、溶血性链球菌、葡萄球菌以及痢疾杆菌、百日咳杆菌、大肠杆菌等多种病原微生物。所以大剂量的黄芩可抗菌消炎，加上黄芩本身还有退热作用。一味黄芩竟使李时珍的病霍然而愈，挽救了这位大药物学家的性命。

黄芩是中医皮肤科不可缺少的药物。中医讲肺主皮毛，肺热在皮肤就表现为红肿、脓疱、瘙痒等症状，可见于痤疮、湿疹、疖肿等疾病。其中痤疮在中医称为"肺风粉刺""面疱"。当额头上初起痘痘，红肿疼痛，还伴有小脓头，中医辨证为肺经蕴热；当粉刺发作频繁，可以挤出黄白色的碎米样脂栓，或有脓液，颜面出油光亮，食欲时好时坏，大便黏滞不爽时是脾胃湿热证。在治疗上都少不了黄芩，在使用黄芩时，肺经蕴热每次还要注明是枯芩，而脾胃湿热时还要写上子芩。这就是中医的"象"思维，以皮治皮，以皮达表，枯芩善泻肺火，清风热；而子芩质地坚实，入大肠、胃经，利湿清热作用更胜一筹。现代研究表明枯黄芩中的黄芩素含量要高于子黄芩；而子黄芩的黄芩苷含量又高于枯黄芩，这也是黄芩独特作用的科学内涵吧。

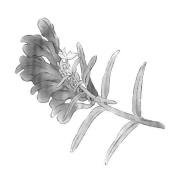

　　到北京中医医院皮肤科看牛皮癣、湿疹的病人都会多
开一些限量供应的小紫盒芩柏膏。芩柏膏就两味药，黄
芩、黄柏，等量研磨100目过筛，凡士林、黄蜡混匀，外
用具有清热除湿止痒的作用。我们的研究发现芩柏膏中的
黄芩素、黄芩苷对T细胞的炎症反应有明显的抑制作用，
这也是黄芩外用治疗炎症性皮肤疾病的作用所在。

　　黄芩是一味非常好用的中药，具有清热燥湿、泻火解
毒、止血、安胎四大功效，后世医家在经方运用黄芩的基
础上，加减成方者数不胜数，如黄芩清肺饮、蒿芩清胆
汤、黄芩黄连汤、芍药汤、黄连解毒汤等治疗上呼吸道感
染、肺炎、皮肤疖肿等多种感染性疾病。目前很多中成药
都是以黄芩为主要成分的，如柴黄口服液、银黄口服液、
双黄连口服液、清开灵注射液等，在治疗感染性疾病中都
发挥了重要的作用。

黄芩没有骄人的身姿，也没有诱人的芳香，但默默生长在高寒的地带，追逐着阳光，用一身苦寒化解人间的苦痛。

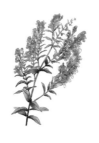

鹧鸪天·咏地黄

三月绒花见垄畦，春风吹暖紫云堤。

天生草木山中住，地造精华土下栖。

秋叶落，动耕犁，赤红嫩芑带黄泥。

生用凉血更清热，蒸晒滋阴六味齐。

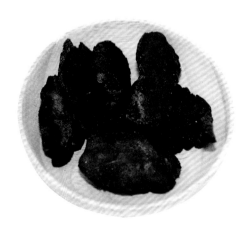

田野绒花落地黄

—

地黄

前几天认识一位做绒花的非物质文化遗产传人蔡先生，加了微信后经常能看到他发的各种各样的绒花、绒鸟、绒娃娃……红红绿绿，毛嘟嘟的，呆萌可爱，让人忍不住要多看两眼，想用手摸一下。其实，我们的身边也有这样毛绒可爱的植物，每年二三月的时候在田间地头会看到它的身影，墨绿色皱皱的宽叶，紧贴着地面生长，中间伸出长长的花茎，顶端向四面伸出小喇叭，叶子和花都有绒绒的毛……它就是地黄。

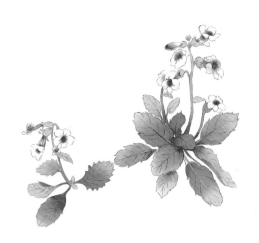

地黄是常见的野生植物，如蒲公英、紫花地丁一般，是不起眼的小草。其貌不扬，其花也不鲜艳，人们走过去，往往忽略它的存在。只有乡下的孩子，会摘一朵开得最大的紫花，先嘬一口花根上的汁液，甜蜜蜜的。然后将毛绒绒的花冠贴在脸上、鼻头，闻一闻花朵的芳香，玩味毛绒绒的花朵抚摸脸庞的感觉。最后将花冠对准手心，"啪"地一拍，听爆裂的声响，还要比一比，看谁的最响！这就是我小时候记忆最深的游戏。

别看地黄长在地面上的植株不大，但它吸收了土壤中的精华，秋天的时候，当叶子枯萎时，能挖出一串指头粗的根，拿在手上沉甸甸的。生地黄带有浅红黄色，有一种淡淡的腥甜，还略有一点苦味，水气也很大。孩子们经常把它也当成稀罕物尝上一尝，但是当地人都知道，千万不能让孩子多吃，吃多了会拉稀。老百姓也都知道种植过地黄的土地就不能连茬种，为什么呢？种过一年地黄后，土壤就没有了地力，老百姓说是地苦了，第二年就长不出地黄了，必须等到至少七八年后才能再种，因此就更显得地黄的珍贵，也明白了地黄为什么又被称为地髓了。

地黄常产于河南、山西、陕西、山东、河北等地区。《本草纲目》记载：最优者今人唯以怀地黄为上，也就是现在的河南焦作一带。它的特点是油性大，柔软、皮细、内为黑褐色并有光泽，味微甜，尤其是断面呈菊花心状。现在附近的地区也从河南引种，种植区域向山西、陕西、河北等地扩展。地黄喜爱温润气候和干燥的土壤环境，近三四十年来我的家乡山西运城、临汾、翼城等地，地处黄河三角洲，土地肥沃，适合地黄的生长，当地也大力发展地黄的种植，每年地黄的产量超过了河南，成为了新兴的地黄产区。难怪我经常听到家乡的孩子挖地黄、吃地黄的事呢。

小时候我常去母亲工作的药厂玩耍，那时候零食罕见，发现药厂常常晾晒一种黑乎乎的像小红薯一样的根块状药物，闻起来香甜，吃起来甜甜的，香香的，很粘手。虽然没有红薯干好吃，但比当时的窝头、发糕好吃多了。以前从没吃过这种东西，所以好奇地问药厂师傅，他们说是熟地黄，补血的。可黄色的地黄怎么会变成黑的？师傅说这可是复杂的炮制程序，说生地黄要经过九蒸九晒才能加工成熟地黄。

恰好药厂正在炮制地黄。我就在车间外面透过玻璃往里面看，加工车间里，一排四五个大锅，底下烧着柴火，上面架着很多层笼屉。药工们将清洗干净的生地黄放在笼屉内蒸熟，整个药厂都弥漫着地黄的香气。据说这一蒸就是一天，直到将生地黄蒸到发黑变软后才取出。场地外面

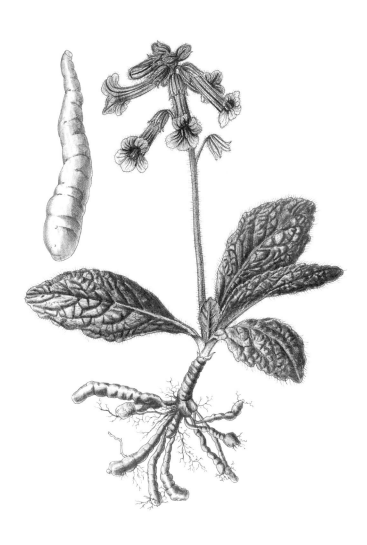

的架子上一层层叠放着蒸熟的地黄，需要晾晒一整天，晒至半干，然后再蒸 24 小时，取出，再晒一天，如此反复，多次蒸晒。这个过程没有加一点糖，而是地黄却从微微发甜，到甜得发腻。母亲解释说经过反复蒸制，其中糖的组分发生了变化，从多糖变成了单糖，多糖是不甜的，单糖就如葡萄糖之类，是甜的，难怪甘之如饴呢！

后来知道熟地黄的炮制还有很多讲究，有加黄酒、陈皮、砂仁及生姜的。但无论工艺有何不同，都是用来改变生地黄的药性，并佐治熟地黄的滋腻之性。生地黄，纯阴之品，汁液很多，具有甘寒之性，是清热凉血的。而经过多次蒸晒的炮制，吸收了火的炎热、太阳的温暖，经过火热与阳光的反复浸润，药性由阴转阳，从而温和而滋补。因此熟地黄的药性为甘温，具有滋阴养血、补肾填精的作用。经过炮制，地黄的药性发生了阴阳的转化，这其中蕴含了神奇的道理。

多年前我曾与北京中药所的老所长罗燕燕老师一起开会，晚上同住一起。她谈起她对地黄的研究，如痴如醉，我们一直聊到后半夜才入睡。她在地黄中提取出水苏糖，可直接被双歧杆菌利用，从而在消化道内发挥独特的净化肠道、调节微生态、维持肠营养的功效。她发现只有新鲜的生地黄迅速烤干才能保证水苏糖的含量，为此在地黄收获的季节，她坐火车、汽车到河南、山西、河北等地，等着地黄收回来，又连夜带人切片烤干。为了保证足够的量，她经常一干就是好几天，黑天白日连轴转，终于制成了水苏糖颗粒。

当我看到她提取的淡黄色的水苏糖时，不仅重新认识了地黄的功效，更多的是为我们老科学家的精神所感动。我一直关注着她的研究进展，后来见到她的时候说水苏糖已经在佑安医院进行了肝性脑病的临床试验。发现应用水苏糖治疗能促进病人排便，缓解便秘，减少肠道中有毒物质的吸收；还有效促进双歧杆菌增殖，使肠内胺类物质生成减少。听到这一结果，我觉得对临床很有帮助，就向罗所长要了几包，推荐给周围有便秘的病人服用，反馈也是非常有效的。

地黄是我临床上每天都要用到的药物，熟悉得不知怎么描述。现在药房很少有鲜地黄，处方所开出来的生地都是干地黄，具有清热生津、凉血止血的功效。在临床上我常用它治疗急性的皮炎、银屑病、湿疹。当皮损鲜红、瘙痒、心烦口渴、脉数，取犀角地黄汤之意配伍白虎汤，以生地、丹皮、赤芍配伍石膏、知母，甘草、竹叶，效果非常好。这也是皮科老专家朱仁康著名的皮炎汤，临床上治疗血热生风证，其中生地常常用到 30 克，可清热凉血，又可通腑泻热。当遇到慢性神经性皮炎、慢性湿疹这样的疾病，出现皮损干燥肥厚、鳞屑增多、瘙痒的阴虚血燥证时，我常常同时使用生地、熟地，以滋阴养血的四物汤为基础治疗，也往往收到很好的疗效。

地黄还有滋润皮肤的作用。百合地黄汤来自于张仲景的《金匮要略》，组成就是百合、生地黄两味药，除了清心肺之热、安神定志外，还能滋阴润肺，具有滋润皮肤的作用。于是我们就用百合、生地提取物制备成乳膏，护理皮肤，治疗皮肤皲裂、干燥及瘙痒，效果非常好。生地黄在煎煮的时候散发出一种甜蜜的味道，做出来的乳膏根本不需要添加香料。我们为北京的中学生开设了中医药科学体验课程，其中就有制作百合地黄护手霜。当他们亲手做出护手霜时，兴奋之情溢于言表，抹在手上滋润滑溜，使劲地闻着，悄悄问能不能把自己的产品带回家送给妈妈？看来生地黄带来的不仅仅是甜蜜，还有更多的关爱。现在市场上有用地黄提取的成分制成的化妆品，有抗衰老、抗氧化、保湿的作用，看来地黄的用途还能更深入地挖掘。

熟地黄性温，有滋阴养血、益肾填精的滋补作用。它的功效明代大医学家张景岳解释得非常到位。张景岳著有《景岳全书》，他对熟地黄的药性认识非常深刻，堪为善用熟地黄之第一人，有"张熟地"的美名。他遵循"善补阳者，必于阴中求阳""善补阴者，必于阳中求阴"的阴阳变化规律，认为熟地黄正是"能补五脏之真阴、补肾中之元气"，因此无论温阳或益阴，多重用熟地黄。我理解了熟地黄的作用，对于临床上妇女更年期的手心发热、腰背酸痛、心烦失眠的肾虚内热证的病人，重用熟地黄30克以上，往往效果很明显。

熟地黄还是滋补之品，有苏轼的诗为证"地黄饲老马，可使光监人"，老马吃了地黄都可容光焕发，何况人呢？！我上高中时，母亲50多岁时患血压高、糖尿病兼有更年期症状，出现腰酸腿软、失眠多梦、头晕无力、口渴咽干等症状，找中医大夫看病，大夫仅仅开了六味地黄丸，嘱咐她坚持服用。由于血糖高，不能吃蜜丸，她就自己制备中药，把熟地黄、山茱萸、山药、丹皮、泽泻、茯苓都打成粉，用胶囊装起来服用。我们放学后经常帮她装胶囊，每天给她装一小瓶，够吃一周的。母亲信中医，这一吃就坚持了二十多年，到近80岁的时候血压、血糖都控制得比较好，而且眼不花，耳不聋，头发乌黑发亮，脑子清清楚楚，走起路来脚下生风。邻居在背后都夸赞，瞧这老太太！我们家人说起母亲的身体，一直佩服母亲能坚持服药，将此疗效归功于六味地黄丸，其中熟地黄功不可没。

　　六味地黄丸的配伍是方剂的经典，三对六味中药，形成三补三泻之功能。其中熟地黄滋肾阴，泽泻泄肾浊；山茱萸补肝阴，牡丹皮泻肝火；山药补脾气，茯苓渗脾湿。方剂补泻并用、平和甘淡、不燥不温、补而不腻的特点，体现了中医的"和"的理论和中庸之道，凡事不过头，恰到好处。每每用这个方子的时候，不仅佩服医圣张仲景《金匮要略》创制的肾气丸，更佩服宋代名医钱乙在此方基础上化裁的六味地黄丸，又演化出知柏地黄丸、杞菊地黄丸等。这个方子不仅用于养生防衰老，还在临床上有广泛的用途，用于治疗糖尿病、高血压病、高血脂、更年期综合征、小儿发育不良、慢性肾炎、肾功能衰竭等几十种疾病，是个地道的"万金油"。

　　地黄虽然是田间地头常见的小草，但在中医药中的作用功不可没，在《本经》中列为上品。当春暖花开再次见到地黄时，是不是有更多的了解，从而会心生敬意呢？

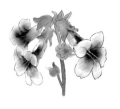

苏幕遮·辛夷

沐春风，生妙笔。露申辛夷，二月紫云逸。
点破花蕾流光溢。绽放芙蓉，化作彩蝶戏。
蓄幽香，待时日。开落由他，无语解禅密。
一脉辛温良药毕。鼻窍豁然，额手称天吉。

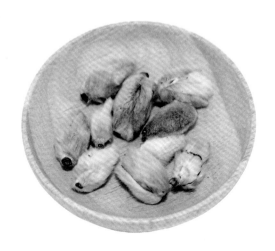

妙笔生花绘云霞

——

辛夷

　　单位的楼角处有一棵不起眼的辛夷树。每年立春之时，当楼前的玉兰在满树白华之际，辛夷还在孕育着花蕾。毛茸茸的花苞在光秃秃的树枝顶端，在春日阳光的滋润下慢慢地饱满起来。突然有一天，有几朵顶端的花蕾撑开了绒帽，伸出紫红的花尖。过不了两天，胀满的花蕾齐刷刷地冒了出来，纷纷绽放花瓣，仿佛一树嬉耍的彩蝶，在春光下翩翩起舞。近处观之如芙蓉，远远望去，如紫霞般灿烂。

　　辛夷这个名字一般人不常听到，即使看到紫色的辛夷开放，也常常把它叫作紫玉兰。然而它确实与玉兰有千丝

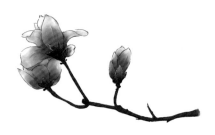

万缕的联系。它们在植物学的分类上，都属木兰科，但别名不同：辛夷别名木兰、林兰、桂兰、木笔等；而玉兰别名则为望春、玉树、玉堂春、白玉兰等。我也是费了好大的精力才分辨出辛夷和玉兰的差别。

玉兰是高大华丽的乔木，而辛夷多是杂散的灌木或小乔木，两者在体型上有较大的区别。因此辛夷的花朵和叶子都比玉兰的小，在花型上玉兰是大家闺秀，雍容华贵，而辛夷玲珑如钟，瘦削细长。辛夷虽然有黄、白、紫之分，但以紫色多见，而且花瓣常"外紫而内白"。既不像白玉兰几乎都是白，也不像紫玉兰都是紫红。如果还难以区分，再去看看花萼，辛夷的花萼有较大的绿色萼片，而玉兰的萼片很小，几乎看不到。注意到这几点就不难在万紫千红的玉兰花海中找出辛夷的身影了。

辛夷名自何来？李时珍在《本草纲目》中如此介绍辛夷："夷者，荑也。其苞初生如荑而味辛也。"而荑又是一种初生的茅草，在《诗经》中对"荑"一类的香草有专门的描述，是指初春生发于芽心的管柱状花苞。这种草有个特点，先开花后长叶，味道芳香。因此不难想出辛夷就是这样一种花苞，具有辛香的味道。新鲜的辛夷花香味不大，但干燥的辛夷剥去它毛茸茸的外衣，里面是褐色的花心，把花心揉碎，仔细闻一闻，有柠檬、丁香的清香味道，还夹杂着桉叶的辛窜。我常将打碎的辛夷做成香袋放在枕边，辛夷香味柔和、持久，可令人舒缓、放松。

在田园路边经常见到辛夷的身影。它每年追随着玉兰的脚步，在早春二月款款开放，花期约有十天。花开之时，绿叶也慢慢出芽，渐渐地茂盛起来，黄绿、碧绿的树叶一直到深秋才落去。但是我发现了一个奇怪的现象，楼下的那株辛夷居然在六月又花开二度，有时七八月也偶发新花，深以为有了新发现。虽然这个夏花没有春花肥厚、舒展，但绿叶衬托着绯紫，也别成一道风景。恰好遇见一位搞农业的专家，我像发现新大陆似的向他描绘了这一现象，他却很淡然地说这是辛夷的一种生物现象，可能是这株辛夷地处阳光充足的地方，受光照刺激，造成部分花芽提前萌动，又加上雨水较多，促进了花蕾发育。大家也可观察一下，你们身边的辛夷有没有这种现象。

除了观赏外，辛夷的花苞还有一个意想不到的用途。有一次参观博物馆，突然看到一组毛猴工艺品。这组毛猴大大小小有几十只小猴子，展示的是花果山中猴大王的故事。猴大王头戴雁翅翎，身披大红氅，周围一群小猴子簇拥着，十分威武。山下还有一队小猴子，手持大刀，肩扛长矛，敲着铜锣，巡山守寨。城门口还有几只猴兵把守，

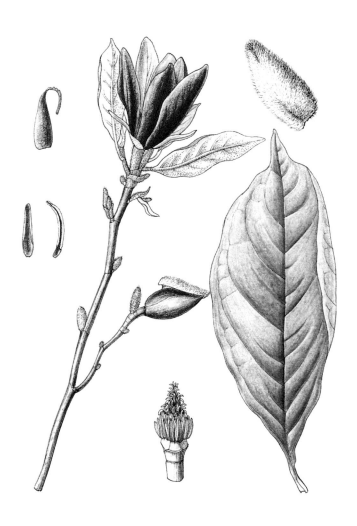

个个怒目圆睁，严阵以待，表情惟妙惟肖。再仔细一看，这些毛猴个个毛茸茸的都是用辛夷的花骨朵做成的。

辛夷是制作毛猴的主要材料，而这个创意起源竟然来自一个药房的小学徒。相传清朝年间，某天北京一家药铺的小伙计因没伺候好账房先生挨了一顿臭骂，心中十分委屈。到了晚上，他在烦闷中无聊地摆弄着药材，偶然发现辛夷和蝉蜕各具特点，不由心中一动，便用中药材塑造一个"账房先生"。他选取了辛夷做躯干，又截取蝉蜕的鼻子做脑袋，前腿做下肢，后腿做上肢，用白芨熬成的胶一粘，一个尖嘴猴腮的账房先生就活灵活现地表现出来。小伙计十分开心，总算出了一口气。就这样，以辛夷为原料无意间造就了世上第一个植物制作的毛猴，流传至今成了老北京的一种传统艺术品了，北京有的中小学校甚至还请民间手工艺传人开设了毛猴制作课程。

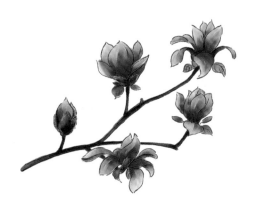

　　辛夷还有个奇特的名字叫木笔。每年秋末，树叶凋落，每个树梢的枝头就孕育出像毛笔头样的花苞，即使在冬天也没有停止生长。褐色的鳞片紧紧地包裹着里面的花蕾，厚厚的绒毛抵挡冬日的严寒。萧瑟的冬日，笔尖高高扬起，在寒风中书写着生机。只不过这只毛笔在秋冬是小楷，到了春天，阳光丰满了笔端，像蘸满墨汁的大楷，即将描绘出炫美图画。忽然有一天笔锋一转，霞光绽露，姹紫嫣红从笔端流泻而出，才知道它不是一般的木笔，而是神来妙笔，能妙笔生花。

　　唐代白居易以："紫粉笔含尖火焰，红胭脂染小莲花。"咏赞新发的辛夷如莲花般娇艳。然而每次见到辛夷花开，都不由得想起唐代王维在辋川写的《辛夷坞》：木末芙蓉花，山中发红萼。涧户寂无人，纷纷开且落。令人想象到春日热烈的辛夷花在冷冷的山涧中热烈地绽放，缤纷的花瓣飘落在山中。自打读诗以来，我最喜欢的就是久远的老乡王摩诘的诗词，诗词空灵静逸、幽淡深远，不着一字，即可语禅。这首五言绝句简简单单的二十个字，描绘了一张唯美的画面，一冷一热，一静一动，在这绝无人迹、亘古寂静的山涧中，散发着生命活力，正是诗人以"空寂"的禅心观照世界的意象。

　　熟悉辛夷是因为它治鼻炎的作用。上大学二年级时我得了感冒，持续了半个多月不好，后来竟发展到眉棱骨痛、头痛、鼻塞、流黄涕，心想一定是鼻窦炎了。正好赶上中药学这门课，我了解到辛夷这味药物可治鼻渊，也就是鼻窦炎。书中明确讲到：辛夷辛温发散，善通鼻窍，为治鼻渊头痛、鼻塞流涕之要药。此时我也是病久，风寒入里化热，肺胃热盛，就以辛夷清肺汤为主方给自己开了个方子，主要有辛夷、黄芩、连翘、栀子、白芷、野菊花、石膏、知母等，自己抓了七副药喝了。没想到症状明显减轻，而且再也没有复发过。临床上根据证候，辛夷可与散寒解表、散风清热的药物配伍来治疗风寒、风热证引起的鼻塞头痛，都有好的效果。

　　辛夷入药是用没有开花的花苞，每年12月到次年2月期间都可采摘，将花蕾烘干后即可。由于辛夷披满了绒毛，老大夫在开处方时常常在右上角写上包煎，并嘱咐病人准备一个小布包将辛夷包起来煎煮，否则辛夷的绒毛呛到气管，会引起咳嗽。小孩子得了鼻炎，有经验的老人常常给孩子用辛夷煮鸡蛋，吃蛋喝汤，能治鼻塞流涕。煮蛋前，还特别要用明火将辛夷的绒毛燎一下，免得引起孩子咳嗽。

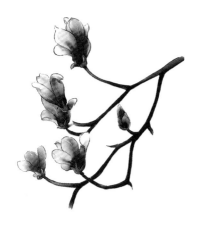

　　前几日来了一位病人，他来自河南南召——辛夷的故乡。介绍起他的家乡来，满是由衷的自豪感，因为全国70%的辛夷都来源于这个地区，问及他辛夷的产业，他说大部分辛夷直接提取挥发油，卖给药厂生产治鼻炎的药了。他患有慢性荨麻疹，全身时发粉红色风团，来无影去无踪，皮肤灼热、瘙痒难耐，持续了将近半年。春天来了，又发作了过敏性鼻炎、喷嚏流涕、鼻塞，晚上只能靠张口呼吸，更加痛苦。分析他的病情属肺经风热，我在他原来的方子仅仅加了他熟悉的辛夷6克，一周后果真鼻炎的症状明显缓解。回顾李时珍的《本草纲目》的记载，辛夷："通鼻塞涕出……治头痛憎寒，体噤瘙痒。"而现代医学发现辛夷含有较高的挥发油，挥发油具有收缩鼻黏膜血管的作用，这就是辛夷治疗鼻炎的作用机制。

　　辛夷有诸多神奇的故事，令人无法在一个画面里将绚烂的花朵、舒展的叶片、毛茸茸的木笔连接起来，也难以将一株特殊的植物从春到夏，从秋到冬完美地展现。然而生活中，它就在那里默默地生长着、绽放着，等待与人们相知相会的机缘。

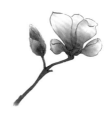

水龙吟·远志

人间四月芳菲，山光草色点缀。

田园陌上，皇天后土，偏生奇瑞。

小草出山，有名无号，但曰远志。

尚有清绝处，纤枝细叶，身盈尺、花如穗。

任雨打冷风吹，幸兼得，深根稳系。

味辛性苦，交通心肾，解人不寐。

神农尤赞，延年增寿，安神益智。

料书生所念，启聪开窍，状元及第。

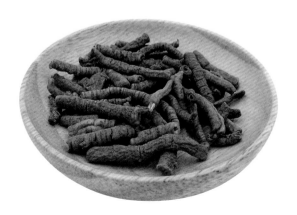

心有远志岂小草

——

远志

　　前几天听老家的人说今年秋天很忙，家里人都在收远志！远志，是药用植物，长在山间野地，又细又小，很不起眼，所以它的别名又叫"小草"。然而名字却非常励志，用途也很多，尤其值得一提的是，它是我们山西的道地药材，主要就种植在运城的闻喜、新绛、绛县一带。每年全国一半以上的远志都来源于这些地方，因此每每用到远志，都会有一种亲切的感觉，也泛出淡淡的思乡之情。

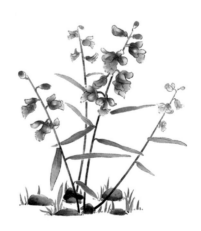

　　曾在上大学放暑假期间到夏县找同学玩，夏县是中华"华夏"文明的发源地，夏朝建都于此而得名。这里入夏后，山清水秀，草木茂盛，凉爽宜人。夏县是我一直想去的地方，我极力想找寻夏朝的遗迹，希望能发现惊喜。然而河水静静流淌，微风缓缓吹拂，青草郁郁生长，华夏的皇天后土依然在，遗风却都浸润到了山川河流、绿水青山之中了。同学带我沿着河边走，河边的沙石地上绿草一堆堆，一簇簇。忽然发现了一丛星星点点的紫花，混迹于草丛中，顺手扒拉开一看：稀疏的叶子，有特点的花朵，根扎得很深，竟然有30多厘米长，肉肉的根茎，蚯蚓般粗细，嚼一嚼，除了苦味，还有一股辛散的味道，这不就是远志吗？这株小草承载着历史，见证了变迁，默默地坚守在中原的大地上。虽然没有见到古迹，心中略有遗憾，但意外的发现也让我兴奋不已。

　　同学很惊讶我怎么认识这么不起眼的药？真得感谢《山西省中草药汇编》这本书，那是我从小痴迷的"小人书"。母亲参加当地的中草药普查，成果印制了一本像新华字典一样的图集，蓝塑料封皮，里面是黑白线描的植物绘图。我被其中的植物所吸引，小小的年纪就看得如痴如醉。几十年过去了，有一次收拾父母的书柜，竟然发现了这本破旧的图集，封面上还留着我在四五岁时用圆珠笔写的那个"药"字。至今还能回忆起当时写那个字非常费劲，手不听使唤，绞丝旁凑不在一起，写得歪歪扭扭。我曾回想，是什么让我选择了中医职业？也许正是这本神奇的书，在我心中埋下了一颗小草的种子，成就了我今生的中医梦想。

今年春节回家，遇到弟弟的朋友小周，他是闻喜种植远志的大户，聊天间他欣喜地跟大家说今年远志的行情上去了，能挣点钱了，过了正月十五就马上开挖远志。没想到为了远志，不出正月就要干活。运城处于晋南，春节期间天已回暖，地温上升，绿草已经萌发。这时远志还没发芽，根茎蓄积了一冬的营养，根肉肥厚。春节过后，农忙还没开始，能趁早挖出一批来卖个好价钱。待到晚秋，远志的地上部分干枯了，这时候的远志根茎肥嫩，产量会更高一些。我好奇地问现在远志的价格是多少？他说好的远志要到每公斤 100 元以上了。我第一次觉得远志竟然这么贵！但仔细算算账，不算还真不知道。远志种植要经历两年半才能收获，远志细小，根也只有 4 毫米粗细，一亩地收获 300 公斤左右。而远志加工是最费时费力费人工，剥远志时全村男女老幼出动，一个个地手工去芯，一个人一天也就处理六七公斤鲜远志。而 5 公斤鲜条才能出 1 公斤的干品，也就是说一亩地满打满算也就出产 60 公斤左右的干品。除去人工、肥料、种子等，剩下的利润就是微不足道的人工钱。难怪听说前几年远志价格低，很多村民都不

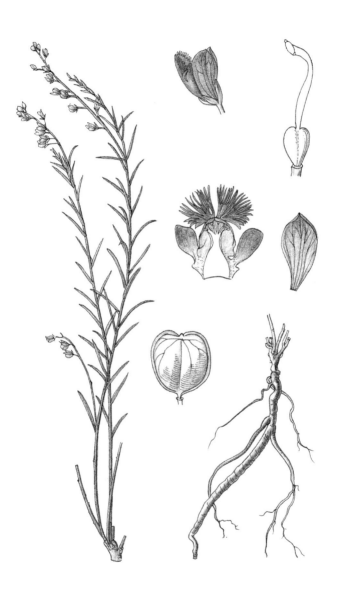

愿意种植，导致远志大量减产。

　　远志的确是小草，最大的特点一是小，二是稀。春天大地刚刚回暖，它就从根部冒出细小的嫩芽，很快就伸出 3～5 棵长短不等的细枝，纤细如香火。逐渐长大，每棵小草又分出许多细碎的小枝，高约一尺。它的叶片窄小细长，宽 3～5 毫米，长六厘米左右。叶片间也很稀疏，叶子间隔足有七八厘米。四五月份开花，它的花也是稀稀疏疏。然而花却非常有特点，5 个萼片中有 2 枚呈绿白色花瓣状，3 个淡紫色的花瓣中其中间的一瓣较大，呈龙骨状，前端有淡蓝色丝状附属物，如翠鸟展开的尾羽一般。仔细观察花朵，纤细得令人感慨，远志花再小，也是极尽精致和艳丽。

　　远志入药，用途不一般，神奇的功效是益智。跟张炳厚老师学习期间，有一位外地姑娘来看病，主诉就是学习成绩不好，记不住东西，一学习就头痛，非常苦恼。张老给她开的方子就有远志、菖蒲、党参、益智仁等药，还给她开了归脾丸，其中也有远志，当时老师对我们说，远志有益智之功，由此对远志留下了很深的印象。后来看到《神农本草经》中就记载远志："益智慧，耳目聪明，不忘，强志。"在一次病理生理学会大会上，暨南大学的陆大祥校长做了"益智胶囊改善早老性痴呆"的报告，从远志、人参、肉苁蓉等药物中提取成分，其中远志皂苷具有很好的治疗老年痴呆的效果，有望成为治疗老年痴呆症的药物，结果非常令人振奋，学会的老师们也都纷纷向陆教授要药，要求服用。

古人也对远志的益智作用倍加推崇，唐代药王孙思邈著有《千金方》，记录了这样一个神奇方剂：孔圣枕中丹，由四味药组成："龟甲、龙骨、菖蒲、远志，上四味等分治，下筛，酒服方寸匕，日三。常服令人大聪。"在明代《万病回春》中还有一更神奇的方子"状元丸"，方子与归脾丸大致相同，有健脾养心之功。远志还与石菖蒲搭配使用，是经典的对药。试想一下当看书看到脑中一团浆糊时，石菖蒲豁痰开窍，使脑海清明，远志益智宁心，增强记忆，此药便是书生们的灵丹妙药。

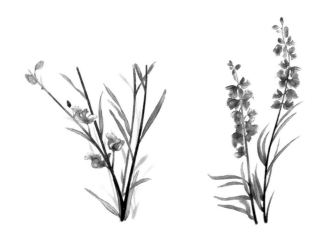

远志在中药中属于安神类药物，是用于治疗失眠的。临床上失眠多是阴阳失调，阴虚阳亢，阳不入阴，使人不得安眠。人体阴血不足，尤其下部的肾精不足，阳气就漂浮出来，形成心火，搅扰着神明，不得安眠。远志是一味既能开心气而宁心安神，又能通肾气而强志不忘，为交通心肾、安定神志、益智强识之良药。北京四大名医之一的施今墨常用远志、酸枣仁一对药治疗失眠。远志也是临床大夫经常使用的药物，我还每每以党参、远志、酸枣仁三种药配伍，这在中医中称为"角药"，补脾养心而安神，效果尤为明显。

远志被称为"小草"，然而这样的小草怎么就会有"远志"的大名？大家的问题恰如古人的问题。晋张华《博物志》卷七："远志苗曰小草，根曰远志。"李时珍在《本草纲目》中写道："此草服之能益智强志，故有远志之称。"《三国志·姜维传》就描述了姜维与远志的故事。姜维弃魏归蜀后，由于他是一个孝子，曹操就让他的母亲劝姜维回来，姜维的母亲就写了一封书信叫他给自己买名叫"当归"的中药，借此暗示他返回魏国。然而姜维在回信中给母亲送去了另一味中药——远志，表明自己心怀高远，难从母命，足见他对蜀汉社稷的一腔忠诚与建功立业的雄心。此后，远志这种植物便成了远大志向的代名词。

然而，远志之名用到魏晋名士谢安身上，味道就变了。据南宋刘义庆在《世说新语》中记载，东晋谢安曾隐居东山不出，后来下山做了桓宣武的司马官。当时有人给桓公送了不少中药，其中有远志，桓公就问谢安，这种药又叫小草，为什么一样药又叫两个名字呢？在场的郝隆立即回答说："处则为远志，出则为小草。"以诙谐的语言讥笑谢安。而谢安正是处于这么尴尬的处境，既以隐居东山为志向，而他的出仕又与主流士风相悖，最终免不了做一个俗人。

清朝龚自珍曾写过一首著名的《远志》诗："九边烂熟等雕虫，远志真看小草同。枉说健儿身在手，青灯夜雪阻山东。"能感受到诗人通晓兵书，满身的本领，却得不到朝廷的重用，空有远志，无奈仍为小草！陆游在诗歌中就多次使用远志，"药出山来为小草，楸成树后困长藤。涧松郁郁何劳叹，却是人间奈废兴"。诗人一生中都盼望着能够杀敌报国、收复中原，然而仕途的不顺、壮志难酬。无奈远志又添加了郁郁不得志的哀叹！

远志在我心中不再是一棵小草，而成为一个梦想。当回归山野，这棵无人知晓的小草，还是那么默默地扎根在这片热爱的土地，经历寒暑冬夏。它性苦味辛，辛味宣散郁闷之气，清苦填髓益智，交通心肾。我喜欢这棵小草，朴实无华、默默无闻、其貌不扬、微不足道……然而"没有花香，没有树高，我是一棵无人知道的小草"，我愿做一棵无人知晓的小草，默默扎根在这片土地，饱含一身的辛苦，换得人间的甘甜。就是这样的小草，孕育了一种不懈的精神，成为小人物对未来的渴望，也寄托了人们的理想。如此的小草，怎不让人敬佩和赞叹！

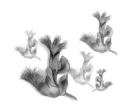

阮郎归·咏车前

春荫覆地绿车前，层层出瑞莲。

清吟苿苢采时鲜，山乡笑语传。

花穗细，长如芊。秋生百子玄。

合身入药做汤煎，久咳泻痢蠲。

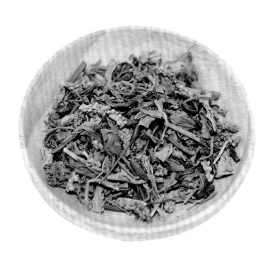

春荫覆地绿车前

车前草

　　车前草是春天最早冒出来的，很早就认识这种植物，自从认识了这种草，我便留意它的变化。春天，卵圆形的叶片从中心冒出，一层层叠起向外展开，像莲座一般。从最早的铜钱大小，很快就长到巴掌大，再后来到盘子大小，夏天从中间长出几根长长的穗子，顶端开细碎的白花。叶子从叶基向叶尖纵向刻有的几道深深的条纹，成了这种植物的显著特征，它们常常聚集性地连片生长，让人一看就能记住。北京方言叫它车轱辘草，形容它贴着地面生长，长的像车轱辘一样。

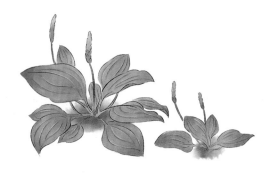

相传东汉末年，光武帝刘秀派马武将军带兵四万人平定西羌，在征讨的战斗中，由于地形不熟，被围困在一个荒无人烟的地方。加之正逢酷热夏天，又没有水源，士兵们口渴难耐，小便尿血疼痛。连他的芦花战马也神情痛苦，尿中带血。身边缺水少药，眼看部队面临绝境，士兵们焦急万分。这时一位名叫张勇的马夫偶然发现有三匹患病的马不治而愈，感到奇怪，便仔细观察马的行踪，只见战马正在啃食一种像牛耳形的野草，难道是这种草的功效？他亲自试服，果真尿痛尿血的症状止住了。于是报告马武。马将军大喜，问此草生何处？张勇用手远指说："就在大车前面。"马武笑曰："此天助我也，好个车前草。"当即命令全军吃此草，服后果然治愈了尿血症。车前草的名字就这样流传下来。

车前草又有当道、过路的名字。它就是寻常路边的野草，只要有车马行走的地方，就能看到它的踪迹。它长在草地、河滩、沟边、草甸及田间，我国大部分地区都有它的身影。有的小巧，有的粗大，有的干枯，有的水润，就看它生长的地方了。到了夏天，草心中伸出几根到十几根不等的像老鼠尾巴一样的花穗，一节节地开出细碎的小白花，从底下一直开到头部。秋天，棕黑色的花籽从花柱中飘落，种子细小，随风洒落在附近的地方。第二年没有吹走的种子遇到合适的地方，就再次发芽，形成了一丛丛、一片片的车前草。而这些种子就是车前子，是很常用的中药。每年初秋等到小花开到了顶尖，种子就成熟了。收获一定要在早上或阴天的时候，以防止种子落粒。人们常常用剪刀将成熟的果穗剪下，然后晒干后搓出种子，筛净沙子就可以保存使用了。

车前草远在《诗经》中就有记载，《诗经·周南·芣苢》中写有："采采芣苢，薄言采之。采采芣苢，薄言掇之。采采芣苢，薄言有之。采采芣苢，薄言捋之。采采芣苢，薄言袺之。采采芣苢，薄言襭之。"芣苢音如浮已，就是我们所说的车前草。这首欢快的民歌，记录了当时的生活场景，也赋予了诗画般的情感。如果配上音乐一定是悠扬淳朴、祥和快乐的歌谣：采呀采呀采芣苢，采呀采呀采起来。采呀采呀采芣苢，采呀采呀采下来……采呀采呀采芣苢，一包一包兜起来。我们能想象到一幅唯美的画面，田家妇女，三三两两，在风和日丽的田野中一边采摘车前草，一边群歌互答，嬉戏游乐，将采摘的车前草用大襟包着带回家。妇女们采摘车前草，一定会有专门和特殊的用途吧？

据考证，车前草是当时的民间野菜，还有牛舌草、车轮菜、地衣、蛤蟆衣的别名。可以想象，经历了严冬，正是青黄不接的时候，车前草是最早生长的青草，人们终于盼到了可以接济的青菜了，欣喜之情便若诗经中所记载

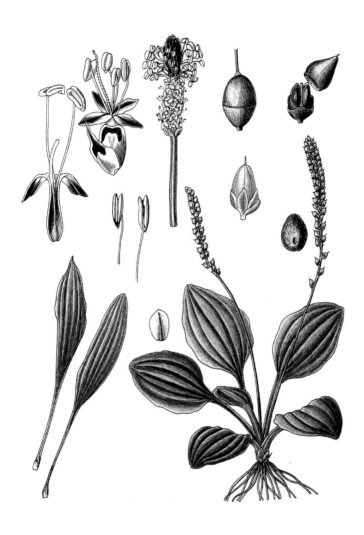

的。明代朱橚编著的《救荒本草》中记载车前草救饥荒的方法："采嫩苗叶煤（音炸，意同炸）熟，水浸去涎沫，淘净，油盐调食。"清代学者郝懿行在《尔雅义疏》中所说的一句话："野人亦煮啖之。"此"野人"是指乡野的穷人。可见到了清代，还有穷人以此为食物的。现在很多地方仍然有采食嫩车前草的习惯，朝鲜族也以车前草为食物。常见的食用方法就是采摘嫩叶，用开水烫过，凉拌、做馅、煮汤，有青草香味。

车前草、车前子都是常用的中药，在《神农本草经》中记录为上品。主要的作用就是清热、利尿，治疗膀胱炎、前列腺炎、尿道炎等泌尿系统感染性疾病，车前草、车前子常同时使用，如《普济方》记载车前治小便血淋作痛：车前子晒干为末，每服二钱，车前叶煎汤下。遇到大便稀软的病人，车前子的作用就显得重要了，车前子有"利小便而实大便"的作用，可将肠道中的水液从小便排出，大便就会成形了。《本草纲目》记载了一个医案，北宋文学家欧阳修常苦于腹泻，屡治无效。无奈之下他的夫人说："市面上有人售治疗腹泻的药，三文钱一剂，何不一试？"欧阳修不信街头游医的药，夫人无奈就骗他，假借请名医开方，实际买了街头的药。没想到欧阳修服药后就痊愈了，事后他夫人如实告之，欧阳修以重金谢卖药人，以求其方。售药人曰："一味车前子而已。"

使用车前草，也帮助我延缓了我家先生舅舅的病情。大舅患膀胱癌，一直采用保守治疗。由于他体型很胖，动辄气短乏力，加上心梗后更不能运动。后因膀胱癌肿瘤侵蚀血管，血尿频频，尿中带血块，连夜送入急诊。由于一紧张憋气严重，急诊不敢做电凝手术，只能用盐水冲洗来止血，连续三天都没有止住。家里大姐着急就给我打电话，想看看中医有没有办法。我根据他的症状诊断为血热妄行，给他以八正散、十灰散加减，清热凉血止血（车前草 30 克、生地 30 克、白茅根 30 克、仙鹤草 30 克及藕节炭、茜草炭、地榆炭等炭类），担心车前草泻精气，外加黄芪 60 克以助提升中气。很快血就止住了，小便也不疼了。遂嘱咐连服一周，再根据症状调整方子。后来大舅一直服用中药，很少有尿血发作，而且转移到肝脏的肿块缩小了很多。连当地的大夫都说："你找北京哪个大夫看的？真是神了！"但是很不幸，在患病的第五年，大舅因心梗再次发作去世了，我去吊唁的时候，大舅妈抓着我的手连连说："大舅沾了你的光，多活了这几年！"

我没有看过车前草治疗湿疹的古籍记载，但赵炳南老先生指出车前草善"从湿论治"皮肤病，他认为"善治湿者，当治皮肤病之大半"。他在治疗湿疹皮炎湿热证时，尤其热重于湿，表现出皮损红肿，有渗出、瘙痒，舌红苔黄，小便黄，大便干等症状，善用清热除湿汤。此方来源于龙胆泻肝汤，以龙胆草、石膏、大青叶、生地、白茅根、车前草、六一散等配伍，成为北京中医医院皮科最灵验的方子。现在不仅皮炎湿疹用，连银屑病血热证时也有效，这使我们重新认识银屑病的发病机理，提出了银屑病的津液敷布障碍引发的湿热内蕴也是病机的关键，而车前草的利湿清热作用也在治疗中发挥了重要的作用。

不仅在我国可以看到车前草，欧洲也有车前草，尽管与我国的品种略有差异，但都可以用作治疗咳嗽，是咳嗽、痰喘的特效药。欧洲有长叶车前，也叫欧车前，当地的居民也有应用当地药用植物的习惯，治疗感冒后咳嗽，每天喝两杯车前煎剂，连续服用两天以上会很有效果。我国民间验方也多有车前止咳作用的记载，1977 版药典中明确收录了车前子、车前草有祛痰之功，可治疗痰热咳嗽。

车前草就是这么普通的一株小草，它的名字很俗气，样子也不高大上。它紧贴近地面，扎根于土壤，遍布在田野，将全身都奉献出来，不经意间起到意想不到的疗效。当你了解了小小的车前草，是否也要对它重新审视一番，赞赏一番呢？

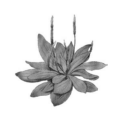

江城子·牡丹

残红落尽始芬芳，著锦裳，绽姚黄。

万紫千葩，唤作百花王。

破晓朝霞浮冷蕊，凝寒露，聚天香。

春晖吐韵意犹长，落英翔，梦徜徉。

禀赋天成，药性根中藏。

道地良材源质朴，野牡丹，效尤彰。

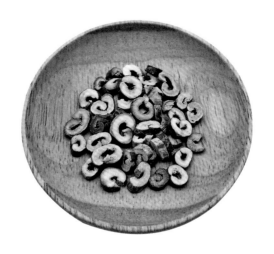

国色天香牡丹花

牡丹皮

　　小区花园里有一片牡丹，四月最大的花事是看牡丹花。牡丹积蓄了一冬的能量，吸足了春天的阳光，花蕾饱满，绽放层层叠叠的花瓣，呈现出万紫千红。我能叫上名的只有几种，今年的"首案红"在群花中率先开放，一枝独秀，粉紫娇艳；"玉红"比往年多开了几朵，红绿相间，银红灿烂；其中最漂亮的"赵粉"在园子的中心，它竟然开了十五朵，朵朵粉白娇嫩，如桃花敷面，艳压群芳……花前留连，被牡丹惊人的美丽所震撼。

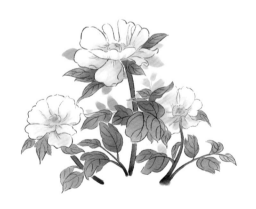

　　儿时曾读过《人民文学》中关于牡丹传说的故事，小说名没有记住，但牢牢记住了牡丹中姚黄、魏紫的名字，因此每到牡丹开放的时候就在北京寻找它的芳踪。五一前带家人去北京植物园，往樱桃沟方向的山坡林地有牡丹园，居然找到了梦中萦绕的魏紫！在盛开的牡丹花丛中，魏紫花朵硕大，香气四溢，卓尔不群。花朵紫艳飘粉，底部花瓣展开，捧着中心的花瓣，密密地层层叠起，直立高耸，状如皇冠，不愧为花中的"王后"！据唐代欧阳修在《洛阳牡丹》中记载魏紫："魏家花者，千叶肉红花。"魏家曾用五千金购得，价格之高令人咋舌，然而花开时，惊动了洛阳城，看花的人需交十钱才能看上，此花果真名贵异常。

　　那牡丹花中的花王是谁呢？自然非"姚黄"莫属。景山公园的煤山北面有大片的牡丹，据说是自元建都大都时，景山就已经开始成为御苑并在这里种植了大量的牡丹。每年五一前后，牡丹盛放，游人如织。在乱花迷人的牡丹丛中，我看到了姚黄！姚黄居然不是想象中的明黄色，而是乳白色。花朵底部花瓣大如莲花，托捧着中心细碎花瓣形成的花球，在花球之间，密集地间杂着雄蕊，雄蕊顶部点缀着金黄色的花药，在阳光映照下，花瓣如油蜡一般明亮，黄艳照人。姚黄花冠丰满而高雅，酷似皇冠，有君临天下的气势，冠名"花王"，果真名不虚传。

观赏牡丹，哪能不去洛阳！第一次去洛阳，不是花季，听当地的人描述牡丹花开的盛况，心生向往，因此久久不能忘怀。曾四月中旬去洛阳开会，终于见到了传说中的洛阳牡丹。洛阳牡丹的初花期比北京早，四月上旬便开花，中旬已经进入盛花期。洛阳的牡丹花开之时，气势浩荡，全城都是花的海洋，众花几乎在同时倾泻喷发，宏伟壮丽，惊天动地。红的热烈奔放，紫的气度非凡，黄的明艳大气，白的素雅高洁，粉的妩媚娇柔……有的老枝枯干，古树新花；有的新株嫩叶，积红叠翠。穿行花间，花映人面，花香袭人，衣袂也飘香带艳。与蜂蝶同游，不知道是春风醉了牡丹，还是牡丹醉了春风？反正我是陶醉其中了。

牡丹从隋唐盛世一直流传下来，成为皇家和民间后庭花园中的一道风景。女皇武则天所作的《腊日宣诏幸上苑》，诗云："明朝游上苑，火急报春知。花须连夜发，莫待晓风吹。"这首诗虽小，但充分体现了武则天的霸悍和强悍的帝王气概，本是一首戏谑的小诗，却被对武则天做皇帝心怀不满的人写进了《镜花缘》中，移植到了牡丹花上，于是武则天将牡丹从长安贬到洛阳的故事到处流传。其实武则天称帝时，是以洛阳为武周帝国的都城，并不居在长安，但这个传说却成就了洛阳牡丹，让洛阳牡丹名满天下。

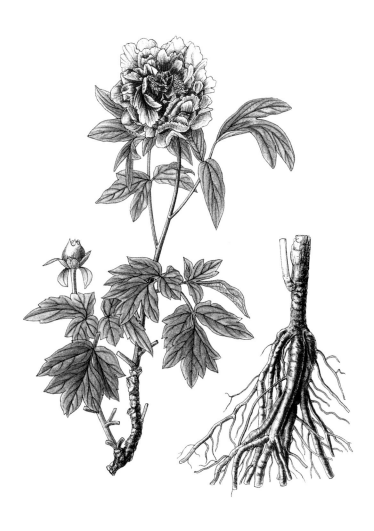

　　牡丹为何被称为国色天香？曾记载，开元年间，皇宫中四株牡丹开放，唐中宗邀杨贵妃前往赏花，听到梨园歌女仍唱旧辞歌赋，十分不满，说赏名花，对妃子，岂能用旧词？于是下旨命李白进诗。李白因为宿酒未醒，接诏后醉里写下三首赞牡丹的诗词，留下"云想衣裳花想容，春风拂槛露华浓""名花倾国两相欢，常得君王带笑看"的绝句，李白对牡丹的赞美用尽了人间最美好的词汇，并以牡丹花姿比喻杨贵妃的国色美貌。后来唐代诗人李正封也写了一首《咏牡丹》，有诗句"国色朝酣酒，天香夜染衣"。将牡丹誉为"国色、天香"。在唐朝的《簪花仕女图》中可以看到贵妇发髻上插着大牡丹，富贵且美丽，将牡丹比美人，还是将美人比做花，很难说谁比谁更美了。

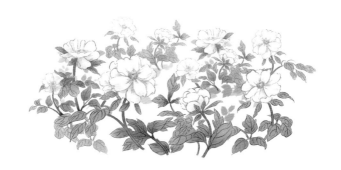

牡丹插花，与挂画、点香、品茗自古为文人的"生活四艺"，也是一大雅事。曾在同庆号茶馆听过一节香道、插花的讲座，一缕袅袅的香烟弥散开来，美妙的气味弥漫于茶席四周，在熏香的烟雾中，人们仿佛穿越时空回到了古代，看到一群文人墨客坐而论道。一壶香茶在火上沸腾喧闹，壁上一幅古画，座前是盛开的牡丹。我们虽在图上赏花，也仿佛进入了画中。牡丹曾是佛前的供花，后被文人所品鉴欣赏，逐渐又走入普通百姓的生活。欧阳修曾在《洛阳牡丹记》中记载："洛阳之俗，大抵好花；春时，城中无贵贱皆插花。"那个年代上至达官贵人，下到普通百姓，都爱花事，均将其当作一种交往礼仪，成为人们的精神享受。

文人钟爱牡丹花。仅苏轼一人，就有三十多首描写牡丹的诗词，还为第一部专门记录牡丹的种植、观赏、文化的十卷《牡丹亭》写了一篇《牡丹记叙》。文人欧阳修到洛阳做西京留守推官，在洛阳三年，为洛阳牡丹所陶醉，写了一部《洛阳牡丹记》，其中写道："天下真花独牡丹。"还记述了洛阳牡丹的盛况，尤其花开之时，全城男女老幼争相看花，竟出现了"绝烟火游之"的盛况。唐代白居易称"绝代只西子，众芳惟牡丹"。刘禹锡描写牡丹"庭前芍药妖无格，池上芙蕖净少情。惟有牡丹真国色，花开时节动京城"。不惜贬低芍药、莲花，而用"动"京城这么大的动静来衬托牡丹的艳丽，成为对牡丹最高的评价。

我国是牡丹的发源地，野生牡丹是我国非同寻常的资源植物。其中凤丹是中药"丹皮"的原植物，但由于20世纪60年代大量采挖野生丹皮，使得我国野生的牡丹处于灭绝的边缘。中国科学院植物研究所进行了野外考察，发现确切无疑的野生状态下的凤丹只有安徽巢湖银屏山悬崖上的那株"银屏牡丹"，这一现实令人揪心。但惊喜地发现在我家乡的吕梁山南端稷山、永济发现了新品种矮牡丹，由于它零星散落，无性繁殖，逃脱了1960年前后因大量收购丹皮而被挖尽的厄运，心中不免庆幸，但它们处于高危灭绝的状态，生存状态堪忧。

牡丹花美，它的药用价值更高。牡丹为芍药属中牡丹组植物，为多年生落叶灌木。它与芍药是近亲，最大的区别是芍药为草本植物，每年发新芽。我们日常所看到的观赏牡丹并不是入药的牡丹，医家认为"家园花千层，根气发夺无力；山谷花单瓣，根性完具有神"。因此推崇野生牡丹入药，但由于野生来源有限，在后世逐渐突出药用牡丹："单瓣花红者入药，肉厚者佳。"现在的药用牡丹都是种植的，安徽铜陵、亳州，重庆垫江和山东菏泽都是药用牡丹的种植基地。牡丹以根皮入药，以3~4年生的老根入药，去掉木质老心。老大夫开药常写"粉丹皮"，那就是地道的药材，肉质肥厚，用手一捻，可见白粉，气味清香。

　　牡丹皮在《本草纲目》中记载：活血，生血，凉血。其味辛香，色赤，性寒，常常用在血热证的疾病中，是治疗急性皮炎、荨麻疹、银屑病等血热风燥证的主要药物，主要表现为皮损发红、发热、瘙痒、心烦等症状。朱仁康老大夫的皮炎汤主要有丹皮、生地、赤芍、金银花、连翘、竹叶，配伍白虎汤。取丹皮凉血散热，我常用这个方子治疗红斑性皮肤病，效果很好。曾治疗一位面部玫瑰痤疮的 50 岁女性病人，面部红肿、发硬，有脓丘疱疹，我用皮炎汤加凌霄花、红花、蒲公英，用药半个月后，红斑明显改善，其中丹皮的凉血消斑的作用不可少。

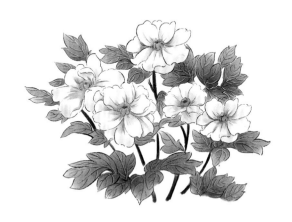

后来研究人员在丹皮中发现了有效成分丹皮酚，现在有外用制剂，外用治疗湿疹、皮炎等疾病，有一次我去南方后被蚊虫叮咬，腿上继发过敏，出了很多丘疹，瘙痒异常。去药店发现了丹皮酚这个药，买来涂上，虽然有独特的味道，但很快就止住瘙痒，丘疹也消退了，效果与中效激素相当。后来我的博士研究生发现丹皮酚还是凉血解毒方的主要入血成分，抑制炎症因子诱导的表皮细胞增殖，有很强的抗炎作用，这样丹皮酚也可以用于银屑病的治疗。

著名的丹栀逍遥散就是逍遥散加上丹皮、栀子，是临床上常用的治疗女性肝血不足、阴虚内热的药物。丹皮有凉血活血、清虚热的作用，适用于女性更年期的潮热、盗汗、面红、心烦等证。我曾治疗一女性病人，50岁出头，时有烘热、手足心热、心烦、失眠、饮食不香，时有风团，色红、瘙痒。属肝血不足、肝郁血虚、化热生风的证候，因此以丹栀逍遥散为主，以丹皮清血中之伏火，炒山栀清肝热，加白蒺藜散风平肝又解郁。服药一月余，手脚心热消失，风团也减少了。

　　牡丹乃天地之精，为群花之首。冬月含苞紫色，初春散叶，四月开花，六月结子，轰轰烈烈地度过花季。它历尽千年，目睹了朝代更迭，经历了沉沉浮浮，如今又遍开中国，花开更艳丽。牡丹花下，透过它的美丽，看到了它的气度，由衷地赞叹！

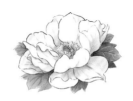

夏

行香子·荷叶

一片菰蒲，荷叶盈湖。

水淀中，红绿相扶。

雨过天晴，积翠成图。

看蝶儿翻，鱼儿戏，鸭儿凫。

玉盘承露，莲座流珠。

悠然处、柳岸青敷。

霓裳环佩，香韵含濡。

喜入得茶，入得药，入得厨。

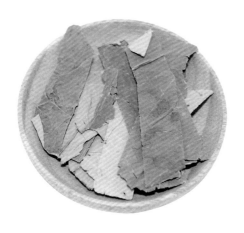

风荷亭亭药亦香

荷叶

荷叶的绿，让人神清气爽。只要有水的地方，就会见到它的身影。一入夏天，在池塘里、小河边、大江畔，到处都是荷叶绿色的身影。荷叶青圆，铺撒在水面上，肩挨着肩，叶连着叶，围绕着池塘。晨曦中荷叶带露，玉盘承珠；月色下荷叶摇曳，水波暗动。青荷碧绿，悠然荡漾，令人心神摇荡。

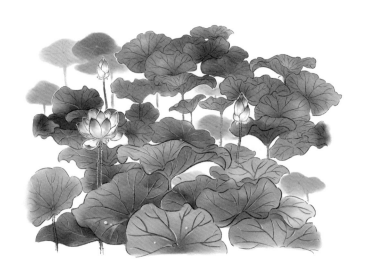

　　周敦颐《爱莲说》将莲荷描写得非常到位："出淤泥而不染，濯清涟而不妖，中通外直，不蔓不枝，香远益清，亭亭净植，可远观而不可亵玩焉。"体现了莲的高尚品格。"小荷才露尖尖角，早有蜻蜓立上头"，宁静而美好。"接天莲叶无穷碧，映日荷花别样红"，壮阔而震撼。"叶上初阳干宿雨，水面清圆，一一风荷举"，清新而潮润。再看看姜夔一样是荷，"翠叶吹凉，玉容销酒，更洒菰蒲雨。嫣然摇动，冷香飞上诗句……"词中无一字写荷，却无一句不是在说荷。字里行间，似乎又不是荷，而是清馨飘逸，不食人间烟火的美人。

　　张大千一生中所绘的荷花成千上万，"赏荷、画荷，一辈子都不会厌倦！"首都博物馆刚刚开馆之际，展出了张大千的荷花图画展，朋友对张大千的荷花痴迷，专程从上海远道而来。我陪她一起参观，也被张大千所绘的荷花吸引，其中最喜欢他的墨荷红莲，泼墨为叶，数笔勾勒，一气呵成，自然天成，直抒胸臆。又用工笔的手法描绘荷花，用大红的颜色渲染荷花的艳丽，金黄点缀花蕊，看得出他小心翼翼地呵护着圣洁的荷花。我从他的画中读出了荷的韵味，看到了他对荷的钟情与喜爱。

　　荷叶的美与韵，需要静心捕捉到它的神魂。七月去保定开会，听说白洋淀的荷花开得正好，就与同事一起游玩。那里沟濠相连，水淀相通；湖水碧绿，芦苇丛生。我们坐船绕过密集的蒲苇丛，就见到一望无边的莲荷，在夏日中款款铺展开来，荷塘内点点红莲盛放，翠绿映衬，片片娇嫩的花瓣清爽纯净，红粉渲染中带着仙气，让人不敢直视，一幅绝美的盛夏图画展现在眼前。我被莲花围着，感觉到沉到心底的是一种静谧和庄严。

就是在白洋淀，我第一次吃了凉拌荷叶。荷叶能生吃，那是水边的人才有的福气，我们在白洋淀附近的大排档里见到了它。吃午餐的时候，先上来的是几盘时令蔬菜，其中一盘是微微卷曲的生菜，醋蒜香油调过，咸酸口味，非常爽滑。大家都好奇，问服务员是什么菜？女孩回答：荷叶尖。这荷叶尖是女孩一大早采来的，天微微亮就划着船进淀子，趁着荷叶尖紧紧卷着，还没张开之前采下。带着露水的荷叶嫩绿带黄，最鲜嫩。做菜前，将荷叶尖用开水焯过，泡在凉水里去掉苦涩，用佐料一拌即可。大家一边吃一边问，很快就见了盘底，仍意犹未尽，又要了一盘。

荷叶有一种自来的干净，也成了天然的食物包装。曾在广州吃了当地道的荷叶饭，让我记忆犹新。荷叶包裹着鸡肉、鸭肉、香肠、香菇、香米……米香伴着肉香、荷香，从笼屉中飘出，鲜香不腻，令人欲罢不能。吃广东的

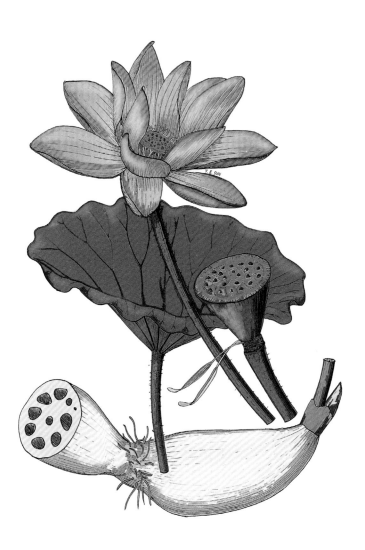

荷叶饭是有故事的，当年的陈国皇帝是靠着老百姓支援的荷叶包饭打了胜仗，所以常常吃"荷叶饭"以示纪念。而我们现在爱吃的荷叶鸡却是来自叫花子们的食材。这也是他们无可奈何的选择，将来历不明的母鸡在水塘冲洗干净，随手扯过几片荷叶包裹上，无锅无灶，只好裹上一层黄泥，将这包鸡丢进取暖的柴火中，烧它个把钟头，等泥土烧焦，荷叶的清香伴随鸡肉的鲜味飘散出来，竟然成了一道美味。

有水的地方就能吃到新鲜的荷叶粥。我曾夏天去杭州，清早到大街上的小店吃早饭，看到荷叶粥，不由觉得心动。颜色清淡碧绿，米粒晶莹软糯，荷香、米香融合在一起，顿时让人胃口大开。慢慢品尝，米粥中几缕嫩嫩的荷叶，清香中有微微的甜味，不黏不腻，让人神清气爽。夏日能喝到这样的粥的确是享受。我按照书上的做法也自己做了一番。先泡好大米，并将荷叶洗净煮水，然后用荷叶水煮大米，开锅后，将一张鲜荷叶覆盖其上，当锅盖用，慢慢地在火上炖着，满屋子都是荷叶的清香，煮出的粥淡绿晶莹，放凉了喝，解暑开胃。

　　当然新鲜荷叶清香解暑，还是治疗暑热的好药物。清光绪皇帝感受暑热，御医用鲜荷叶、六一散、白茅根、竹叶、灯芯草煎汤代茶饮。吴鞠通《温病条辨》中的清络饮是治疗暑热证的好方子，以鲜荷叶、鲜银花、西瓜翠衣、丝瓜皮、鲜竹叶心各 6 克，鲜扁豆花 1 枝制成，具有清透暑热的作用，治暑热余邪未解或暑伤肺经气分之轻证。这是夏季可以解暑祛湿的常用方剂，如果在家中自己制作，还可以加入生薏米、生山楂各 10 克，能开胃生津，利湿解暑。

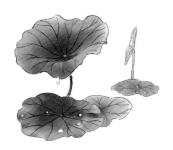
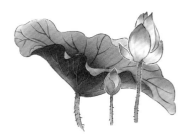

荷叶色青，青在卦象中为震卦，震象为雷，其形状如仰起的水盆，两阴爻在上，下面有一阳爻，有阳气升腾之意，因此以荷叶为主的"清震汤"对于面部疾患有特殊的作用。这个方子出自刘完素的《病机气宜保命集》，由苍术、升麻、荷叶组成，治疗"雷头风"，形容头痛而起核块，或头中如雷鸣等症状。用苍术能燥湿健脾，升麻升阳又能解百毒，关键是荷叶升阳，疏散风热。用此方曾治疗一 17 岁的男孩，他的额头、右颞部患神经性皮炎多年，曾于放暑假时找我吃中药治愈。一年后由于考试压力大，疾病复发，皮损红肿、油腻、浸润厚、纳食不香、大便干燥难解，一周一次，舌苔厚腻。诊断为湿热内蕴兼有阳明腑实，用清震汤加小承气汤加减，处方为苍术、升麻、荷叶、大黄、厚朴、枳壳、生栀子、藿香等，一周后皮损明显好转。

荷叶清热升阳的作用，我的老师——国家级名老中医张炳厚先生对于胎热、胎动不安用荷叶煮鸡蛋的方法，取荷叶的清热和升发阳气的作用，屡屡奏效。方法：荷叶 1 张，鸡蛋 2 枚，煮熟鸡蛋后，将鸡蛋皮打碎，再煎煮 20 分钟。吃鸡蛋，喝荷叶汤。另外民间也有用荷叶做保胎汤：先将荷叶洗净，切成细丝煎煮 20 分钟后，去荷叶渣取汁，加入红糖，搅匀溶化即可，味道清香，甜润，适用于血热型先兆流产。

　　暑天当我喝荷叶茶的时候，同事都好奇地问我是不是要减肥？看来大家都知道荷叶能起到减肥的效果。荷叶减肥的故事始于明代，在明朝的时候，几位大臣害怕朱元璋的严刑峻法，欲装病而请辞官，于是找到御医戴思恭，他开出的方子就是荷叶灰，并记载于他著的《证治要诀》中："荷叶服之，令人瘦劣。今假病，欲容体瘦以示人者，一味服荷叶灰。"每次遇到病人体肥、湿重、大便黏腻不爽，身体沉重，如果时值夏日，会在方中加上荷叶、桑叶，能起到意想不到的效果。

　　我亲眼看到荷叶在朋友姚女士身上所发生的神奇作用。姚女士曾有薛宝钗样的身材，平时对中医养生颇有体会，并亲自实践。她随四季变换饮用不同的养生茶，如春天金银花茶、夏天薄荷茶、秋天麦冬茶、冬天西洋参等，但她对荷叶情有独钟，所有的茶中都配伍了荷叶。一年后我再见到她时，惊奇地发现她从原来的圆圆脸变成了锥子脸，还以为她做了美容手术。看来只要坚持，荷叶确实能够瘦身。其中的确有科学依据，荷叶中的黄酮、生物碱具有降低总胆固醇、甘油三酯和低密度脂蛋白的作用。另外，荷叶中的荷叶碱含有多种有效的化脂生物碱，能有效分解体内的脂肪。

　　六月正是荷花盛放的时节，碧绿的荷叶铺满了河塘。

荷叶青青、荷叶脉脉，一片荷叶，带给人水样的清凉，也让人感到生发的力量。当我漫步在荷塘，翠绿盈池，青盖满塘，满心是喜悦和清爽。

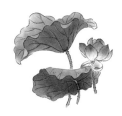

一剪梅·紫苏

紫叶梢头五月芳，遍野蓬生，独爱晴光。

烹鱼吃蟹不寻常，能下厨房，也上庭堂。

自古三苏入药良，老梗宽中，茬子通肠。

烹茶熟水做煎汤，浓味除乏，淡味含香。

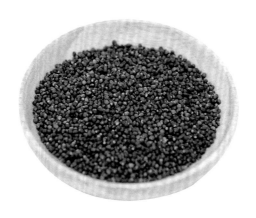

紫苏门下三剑客

—

紫苏

初见紫苏是很巧合的事。有一年夏天去密云水库边游玩，当地的宋大姐说她认识一个地方，做的水库鱼非常好吃。我们就兴致勃勃地跟着她来到一个不起眼的路边小店。不一会儿就上了一大盆炖好的鱼，味道鲜美，汤汁浓厚，毫无一点鱼腥气。我突然发现鱼汤里有几片紫绿色的菜叶子，一打听，原来是紫苏叶。看来这道菜除了新鲜的鱼外，紫苏也是不可缺少的调料。还上了一道腌制的蔬菜，除了有香菜根、莴笋、青椒外，也间杂了紫苏叶，都

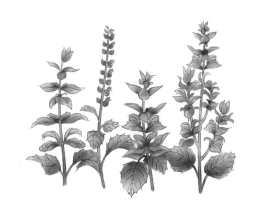

是当地的时令菜，味道香窜，清爽可口。老板指着屋子旁边高处背阴的地方说，这里种了一片紫苏，现采现吃，做鱼放上几片，提鲜味、去腥气。

一直以为紫苏是江南的物种，没想到在北京也生长得很茂盛。夏天正是紫苏生长旺盛的季节，一小片紫苏长得有半人高。紫绿色的叶子从顶部中心冒出来，两两地交叉展开。皱皱的卵圆形叶片随着长大，不断地展平。叶片长大后，紫色也渐渐散开，仅仅在边上留下淡紫色的晕染。而翻开叶片的背面，颜色却是深紫色的。揪下一片叶子，用手使劲一捻，气清香，味微辛，不由得深深闻上几下，也顺手摘了一大把带回来。

回来时先生偶感风寒，头痛恶心，肚子不舒服。正好带回来的紫苏叶派上了用场。我将苏叶洗净，上几条姜丝，用开水一冲，浓浓的一碗，让他热热地喝了。喝了没多久，就发挥了作用。果真他身上微微发汗，胸闷恶心的症状都减轻了，这就是紫苏的妙用。紫苏有发散风寒、解表和中的作用，对着凉并伴有胃肠道症状的外感，恰好对症。我先生不是学中医的，但对夏天的感冒只认藿香正气水，而这次喝了几杯紫苏水，居然也好了，不由得对紫苏也刮目相看了。

　　试想一下，紫苏水曾是宋朝时街市上最流行的饮料。据《广群芳谱》里记载，宋仁宗时曾经命翰林院来评定汤饮的高下，最后"以紫苏熟水为第一"，因为紫苏熟水芬芳怡人，而且有治疗胸中滞气的作用。所以，元代诗人吴莱吟道："向来暑殿评汤物，沉木紫苏闻第一。"所谓熟水，是指煎煮好的药茶，常常只有简单的几味药组成，具有开胸顺气、消食解腻、解暑开胃等保健功效。元代诗人方回曾有诗言"未妨无暑药，熟水紫苏香"。明代李时珍在《本草纲目》中记载："紫苏嫩时采叶，和蔬茹之，或盐及梅卤作菹食甚香，夏月作熟汤饮之。"可见以紫苏饮料跨越了朝代，融入了中国人的生活，一代又一代流传下来。

　　我按照古人的方法试着做了一下紫苏熟水，将采来的新鲜紫苏在烤箱中仅仅烤了几分钟，浓郁的香气四散开来，一下子充满了房间。将三片叶子放入茶壶中，用沸水先冲洗一遍，然后再当茶叶冲泡，加入几缕姜丝和几粒冰糖。放至温热时，喝一口，浓郁、香窜！遥想当年的人们在炎炎夏日喝一口浓浓的紫苏熟水，即开胸顺气，解渴除乏，又可微微汗出，一身通泰，更何况古人还说紫苏"长服令人体白身香"呢！

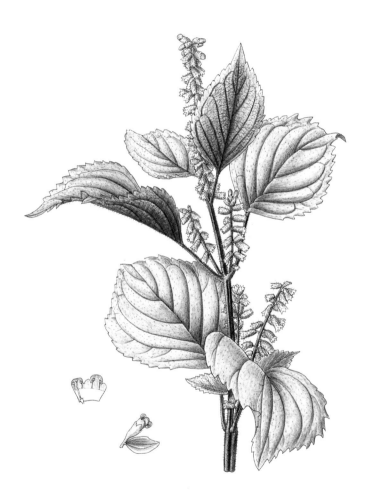

常给我理发的小伙子黄师傅虽然只有 24 岁，但已经是老师傅了。他从 17 岁就从东北绥化农村来北京，跟着老乡学理发，基本没有干过农活。但 10 月的一天他告诉我月底要休假几天，父母打电话回来让他回老家帮收荏子。荏子？我好奇地问了几遍。他跟我形容是荏子可以榨油，叶子和花是紫的，叶子可以裹生鱼片……我突然明白了，他说的荏子就是苏子！小黄师傅回来后专门给我带了当地苏子做的点心。点心像五仁月饼，咬一口，香甜酥软，满口生香。

细数起来，紫苏已经融入了我们的生活，不经意间它就帮了我们一个小忙。每年冬天家里都要腌咸菜，可往年常常会起白沫，然后一罐子菜都会烂掉，很可惜。用开水烫洗、白酒消毒、加入蒜姜等办法，还是没有彻底解决。去年无意间将采来的紫苏叶放到罐子里，居然泡菜没有坏，味道还更鲜美。其实民间早就用紫苏去腥防腐，做泡菜时，放点紫苏叶，也可使泡菜别有风味，看来这个生活常识很有用处。

在《说文解字》中描述：紫苏，桂荏，形容苏子气味香如桂花。紫苏不仅味道芳香，入食可吃，还全身都是宝。古有宋代苏门三学士，苏洵、苏轼和苏辙，三人出身蜀地眉山，文学上登峰造极，并入唐宋八大家。而如今，紫苏门下也有三剑客，即苏叶、苏梗和苏子，也称为三苏，被古人当作圣药。三苏都具有辛温之性，解表散寒，行气宽中。苏叶偏于散寒发汗，用于感冒轻证，如卫士仗剑护外。苏子降气化痰，善于止咳平喘，善治老慢支咳嗽痰喘等病症，恰如勇士挥剑向下。而苏梗偏于宽胸理气，顺气安胎，善治胸腹气滞之证，好像猛士开通上下。它们同出一株，而疗效各有千秋，功效非同一般。

曾看到北京人大附中西山分校孩子们创作的中医药绘本，孩子们将华佗妙用紫苏救病人的故事用稚嫩的彩笔画了下来。故事讲的是神医华佗用紫苏叶救治了吃螃蟹中毒的青年人的故事。让学生们了解了生活常识，螃蟹、鱼虾这些海鲜虽然鲜美，但在中医看来都具有寒性，是发物。如果一时贪嘴吃得太多，轻则皮疹瘙痒难耐，重则腹泻腹痛、呕吐不止。孩子们通过绘本绘声绘色地描绘了紫苏的药性，在他们心里埋下了一颗本草的种子，也为他们认识神奇的中医药打开了一扇窗户。

苏子止咳化痰的疗效非比寻常。我公公前几年由于长期吸烟，每天痰鸣气喘，随着年纪增大，感觉气短咳嗽，胸闷痰多，没有胃口。尤其入冬，感冒频繁，精神疲惫，十分痛苦，就找我开点中药吃。他的病诊断为肺气肿合并老慢支。我就给他开了苏子降气汤原方，并加入党参10

克，取参苏散之意，意在泻肺平喘，补肾纳气。治疗老年肾气虚弱、咳嗽痰多的上盛下虚证。服了近一个月病情好转，精神也好了。后来又给他开一小方子，紫苏子、白芥子、莱菔子各10克，这就是著名的三子养亲汤，让他煎茶代饮，结果痰少了，大便也通了，舌苔也化了，感觉呼吸都顺畅了，吃嘛嘛香！苏子有降气消痰、止咳平喘之功，而三个小小子能为我家老人治病，既偿还了我们的心愿，也应了奉亲养老之美意。

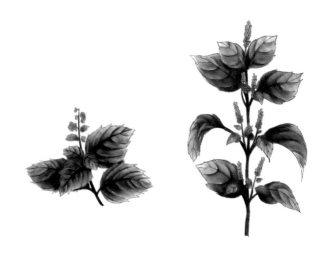

我曾跟随北京中医医院儿科名医滕宣光老大夫学习，印象最深的就是治疗小儿咳嗽的苏芩桑杏汤。小儿感冒后不是咳嗽就是胃口不好。他善用这个方子治小儿外感后咳嗽，有痰无痰，都可根据这个方加减，在临床上屡试不爽。我家儿子小时候的咳嗽，基本就是按照这个方子，苏子、苏梗同用，从 5 ~ 10 克，配伍黄芩、桑白皮、杏仁、蛤壳等，药味不多，味道不难闻，口感也不苦，孩子能接受这个味道。

半夏厚朴汤也是我最看重苏叶的方子，我常常用这个方子治疗女性的情志疾病。曾有一朋友在金融部门工作，有让人羡慕的家庭和工作，丈夫事业有成，孩子在国外学习、成绩优秀，自己也漂亮能干。结果天不如人意，丈夫突然间意外病故，噩耗一下子将她打倒。见到我时，她就像祥林嫂般目光呆滞、神不守舍、哭哭啼啼。自诉失眠、脱发、胸闷，没有一点精神，连走路都困难。在中医证为七情郁结，痰凝气滞。我以半夏厚朴汤，同用苏叶、苏梗，配伍合欢花、合欢皮、炒枣仁、党参、远志、石菖蒲等。一周后接到短信说心情明显舒畅，也有精力了，要求继续服药。

紫苏是我国特有的植物，在我国有 2000 年的种植历史，这么普通的一种药物，竟然悄无声息地融入了我们的生活。随着香味的飘散，紫苏跨出了国门，成了全世界都关注的食物、经济作物和保健品。如果有一天，在海外吃到紫苏三文鱼时，服用紫苏提取物时，用到紫苏化妆品时……不要忘了这是中国送给全世界的礼物。也毋庸置疑，这不正是中医药走向世界的一个成果吗？

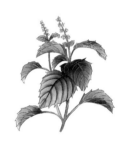

清平乐·合欢

叠红铺翠，夏日烟霞绘。

月夜绒花香欲醉，朵朵团团吐蕊。

纤柔浓郁芬芳，彤云映照夕阳。

碧叶含羞无语，相思妙染丹黄。

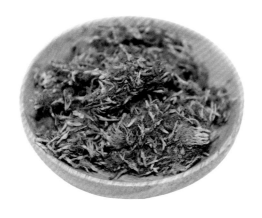

满树烟霞醉合欢

合欢

　　每年夏天，院子里的合欢树开花了，一树碧叶，粉红晕染，红霞朵朵，甜香袭人。老人们坐在树下，摇扇纳凉，小孩子则不安分地爬上爬下摘花玩耍。我经常摘一把刚刚开放的合欢花，攒成一个花球，这才发现，每一个花丝顶端都有一颗黄色的花药，簇在一起，形成淡淡的一层黄蕊。把花球凑在鼻子前，深深地嗅着，闻起来香香的。细密的花丝簇在一起，茸茸的像粉扑，忍不住在脸上拂来拂去，感受着合欢的细腻和香韵，沉醉其中，爱不释手。

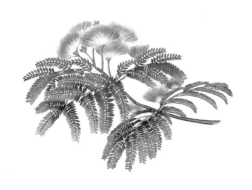

　　婆婆家有两棵树，一棵无花果，一棵就是合欢。婆婆说那合欢是从一棵小树苗开始种的，有七八年的工夫，就长成了大树。合欢花树冠蓬松，绿荫浓郁，夏日花开的时候，满树红艳，如梦如幻，缕缕香风吹来，令人沉醉，忘却了酷夏的炎热。孩子小的时候，经常在树下玩游戏，玩累了，就在树荫下的小竹车上睡上一觉。合欢花开一波接着一波，从6月初一直开到7月底，细密的合欢叶昼开夜合，合欢的豆荚从翠绿变成了黄褐，结出了果实，也将美好的日子留在了记忆深处。

　　说来也巧，我家小区的楼下也种了一棵合欢树，从阳台的窗户就能看到它的树冠。每当合欢花开放的时候，从上往下看，绒花吐艳，密密的粉花浮在树冠之上，红粉间翠绿，层层叠叠，云蒸霞蔚，颇为壮观。细细观察，花朵开在树枝的顶端，枝端长出一簇细长的花茎，每个花茎又汇聚了无数个短棒状花苞，形成一个花球。花苞头部膨大，开放时，从每个花苞放射出一束花丝，形成扇形。无数个花苞放射的花丝就形成了球状的花朵。花丝柔嫩细长，上粉下白，花丝顶端还有娇黄的花蕊，精致玲珑而气味香甜。

　　合欢的品种很多，常见的合欢花呈粉红色，后来发现花的颜色还是略有不同的，从粉红到桃红，甚至到酒红色，其中桃红色的合欢艳丽无比。有一次到广西植物园看到了一团火红色浓艳的花朵，类似合欢的绒花，一看介绍原来是墨西哥合欢。还曾在云南看到了一树明黄色的绒球花，每个花球的花苞密集，香气浓郁，原来是来自澳大利亚的金合欢；还有长成篱笆一样的小灌木，开着白色的绒球花，叫银合欢……这些虽然都叫合欢，但它们的品种和来源各不相同，而真正入药的是豆科植物落叶乔木的合欢属合欢植物。

合欢又叫绒花树、马缨花、夜合等，清代李渔在《闲情偶寄》这样描写合欢树："此树朝开暮合，每至黄昏，枝叶互相交结，是名合欢。"人们就将合欢的这一自然属性与人间的婚姻爱情联系在一起，用此来比喻恋人间的分离相聚，以及夫妇和谐之意。因此合欢成了诗人眼里的有情之物，寄托了他们的相思。唐代李商隐《相思》"相思树上合欢枝，紫凤青鸾共羽仪"；元代元好问《江城子·绣香曲》中"向道相思，无路莫相思。枉绣合欢花样子，何日是，合欢时"；清代的纳兰性德《生查子》写的感人涕泪"惆怅彩云飞，碧落知何许？不见合欢花，空倚相思树"……历朝历代，诗人将满腔的相思之情寄托于合欢花中，合欢成为爱情的美好见证。

电视剧《甄嬛传》火遍了大江南北，人们通过果郡王

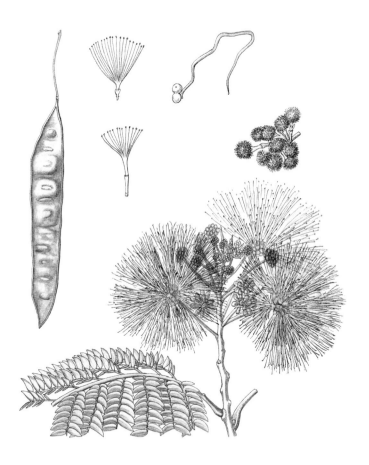

的痴情认识了合欢花。果郡王钟情于合欢花，当甄嬛册封时，他送给甄嬛满园的合欢花，寄托他的相思之情；甄嬛也在窗子上贴满了合欢花的剪纸，栽种着合欢树，无时不想念他们的甜蜜爱情。当皇上猜忌到他们的感情，命人砍去合欢树，是宁嫔爱屋及乌，为甄嬛留下几棵合欢树，也为自己留下了一份回忆。最后皇上让甄嬛毒死果郡王，他知道自己即将离去，还提起合欢花，愿将生命定格在合欢花的温柔中，获得长长久久的爱情。《甄嬛传》中唯一的爱情故事聚焦在合欢花中，成为凄美的绝唱，令人唏嘘不已。

读过史铁生的《合欢树》，印象深刻，散文被选入人教版普通高中课程标准实验教科书语文选修教材中。作者以悠远的记忆追述了他瘫痪后母亲为他治病的场景，描写了爱花的母亲种合欢树的历程。母亲从路边将一棵看似"含羞草"的小苗种植在花盆里，尽管第二年没有发芽，但母亲没有放弃，终于将小苗养成了大树。年年树影婆娑，年年花开如潮，作者有很多机会去看合欢树，但又不忍心让在天上的母亲悲伤，只有将思念藏在心里，独自将"悲伤也成享受"。这棵合欢树凝结了作者身残志坚的励志故事，也成为母亲坚强的心灵依托和精神支柱，也浸透了浓浓的母爱。

合欢除了寄托情感，还能解人烦忧。我国最早的中药典籍《神农本草经》记载"合欢，味甘平。主安五脏，利心志，令人欢乐无忧……"三国时期嵇康所著的《养生论》中记载："合欢蠲（juān）忿，萱草忘忧"；魏晋时期官至太傅的崔豹著有《古今注》记载："欲蠲人之忿，则赠以青裳。青裳，合欢也。植之庭除，使人不忿。" 如何令人无忧？推想古人的忧愁是一种病态，如现今的抑郁症的症状。临床上常与逍遥散、甘麦大枣汤等配伍应用，有可靠的临床疗效。我在中国中医科学院广安门医院的同学黄世敬研究员进行了多年的研究，发现合欢花（皮）中具有三萜及其苷类、黄酮类等物质，具有抗抑郁的作用，这可能就是令人欢乐的基础吧。

合欢花的干燥花蕾入药，有花草的芳香。从《本草纲目》记载中可以看到："合欢花，其色如今之醮晕线，上半白，下半肉红，散垂如丝，为花之异。其绿叶至夜则合也。嫩时炸熟水淘，亦可食。"在北方等地有人还误把南蛇藤的红色果实作合欢花用，其实这是两种不同的植物。合欢为豆科落叶乔木，而南蛇藤为卫矛科落叶藤状灌木，生长在我国的黑龙江、吉林、辽宁等地。曾参观中国科学院西双版纳热带植物园，那里保存着一株体型粗大的南蛇藤，攀援缠绕在数株鸡蛋花树上，壮观无比。两者混淆的原因不得而知，但是药学研究证实正品合欢花具有安眠的作用。

合欢花还具有理气开胃、活络止痛的养生功效。看过《红楼梦》的人大都记得第 38 回"林潇湘魁夺菊花诗，薛蘅芜讽和螃蟹咏"中的大观园的菊花诗社，史湘云请大家吃大闸蟹，其中有一段记载，林黛玉说："我吃了一点子螃蟹，觉得心口微微的疼，须得热热的吃口烧酒。"宝玉忙接道："有烧酒。"便命将那合欢花浸的酒烫一壶来。根据林黛玉的肝郁体质和吃螃蟹后引起的胃寒冷痛，喝合欢酒是非常合适的，合欢花本身有非常好的活血、止痛的功效，同时还有理气、解郁的功效。看来合欢花泡酒早已进入了红楼梦中人的养生食谱了。

合欢花、皮皆入药，现代中药学将其归入安神药中，具有"安神解郁"的作用，最常用的就是治疗失眠、抑郁、神经官能症等疾病。我常常用来治疗女性的精神抑郁症，合欢花、皮同时入药。曾经治疗一女性患者，50 岁刚出头，大学的教授，患有卵巢癌。手术后下肢水肿、精神不振、心情抑郁、面色黧黑、失眠多梦、心慌怕冷，大夏天的穿着秋裤，舌淡胖有齿痕、散在瘀斑、苔白厚。在中医证属肾阳不足、阳虚水泛。我在真武汤（茯苓、芍药、生姜、附子、白术）的基础上加入合欢花 10 克，合欢皮 15克，炒枣仁、鸡血藤各 30 克。服药 7 剂后，由于睡了好觉，心情特别好，激动地说从来没有这么舒服过，腿也不沉了，身体也有劲了。我相信其中合欢的作用功不可没。

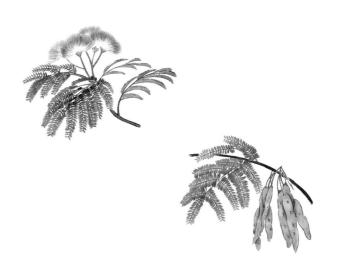

　　合欢花、皮也是我在临床上治疗神经性皮炎、湿疹、老年性瘙痒等疾病常用的药物。这样的病人往往病程长，皮损广泛，瘙痒难忍，夜间尤甚，还伴有脾气急躁、精神紧张、忧虑焦虑等精神因素。治疗除了滋阴养血外，常常配伍镇肝息风、安神定志的药物，会起到很好的效果。曾有一病例，我同学 80 多岁的老父亲，皮肤瘙痒半年多，用了很多药物，没有明显改善。只见他前胸后背遍布抓痕，皮肤灼热干燥，神情烦躁不安，每晚仅睡三四个小时，时常痒醒，脉弦应手。我就以张炳厚教授常用的滋生青阳汤加减，用磁石、麦冬、石斛、当归、生地、白芍等配伍合欢花、合欢皮、生石决明、钩藤等药物，一周后瘙痒好了 70%，第二次老先生来的时候喜笑颜开，继续服用中药，一个月后瘙痒消失。

　　合欢那么巧合，它在古时被喻为夫妻和睦的花，又融入了更多的相思之意，母爱浓情；当合欢入药之时，又能令人解忧，酣畅入眠，的确是令人欢喜的花。它开放时惊艳迷人，凋谢时又蠲忧解难，实为令人感叹！

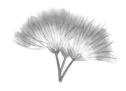

采桑子·薄荷

薄荷丛簇新濯雨，绿映山墙。

满院飘香，吹过长亭绕画廊。

轻拂枝叶开春露，染指留芳。

清韵悠长，一片冰心入口凉。

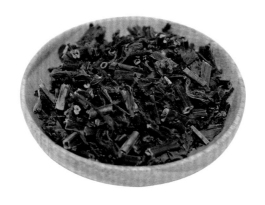

一片冰心在玉壶

薄荷

　　认识薄荷的人不多，但人们却都熟悉它的味道和感觉。一想到薄荷，就会感受到凉意，薄荷含片、风油精、清凉油中都有它的味道。

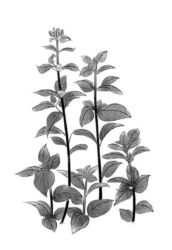
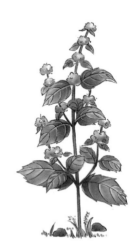

上小学时，一到麦收，学校就给我们每人发一盒清凉油、一瓶十滴水和一盒仁丹，放三天麦收假，给我们的任务就是到周边的地里拾麦穗。一大早我们几个小伙伴就互相招呼着，兴高采烈地出发。家长还特地给我们带上军用水壶，将家里新发的麦秆草帽给我们戴上。6月的夏天骄阳似火，麦地热浪袭人，我们没捡多少麦穗，就热得不行了，躲在麦垛后面，大口喝水，然后掏出清凉油，抹在额头、太阳穴、鼻孔下，凉意直窜脑仁，顿时神清气爽。

清凉油也是万金油，主要的成分就是薄荷脑。万金油有个传奇的故事，广东商人胡文虎随父在缅甸的仰光开了一家药铺，由于缅甸天气炎热，雨水充沛，蚊虫很多，胡文虎吸取了南洋等国的民间草药配方，以老虎头像为标志，创制了"虎标万金油"，正如万金油之谓，能头疼医头，脚痛医脚，成了"居家旅行必备良药"，他也靠这个万金油发了大财，成了东南亚一带著名的药商。这个万金油在国内卖不到多少钱，可是在国外却卖到1英镑或1欧元一个，因此早期出国的人常常带些清凉油作为礼物送给外国朋友，外国友人非常喜爱来自中国的这个神奇的清凉药物。

第一次喝薄荷茶居然是在巴黎工作期间。有一天我们实验室摩洛哥裔法国女士伊莎贝尔热情地邀请我一起喝下午茶。只见她将一把新鲜薄荷洗干净，泡在茶壶里，加入砂糖，然后冲入滚烫的开水，开水没过薄荷，盖上壶盖。过了一会，汤汁的颜色变成了金黄色，溶解的糖液在金黄色的汤汁中流动，空气里弥漫着清凉的甜香。她用诚恳的眼神邀请我喝一杯。茶汤清冽甘甜，香气直沁心脾。温热的汤水伴着清凉的薄荷，一杯下去，微微汗出，精神大振，身心愉悦，没想到薄荷居然有这么好的味道和感觉，从此记住了薄荷茶。

回国后一直想念薄荷茶，到处寻找新鲜薄荷。有一年夏天到北京植物园，发现芳香的植物园里种了很多听起来很熟悉的植物，藿香、佩兰、薰衣草、迷迭香……香气迷人，引得蜂飞蝶舞。在西边一隅，地上密密地长着一片翠绿的薄荷，令我十分惊喜，激动地抚摸叶片，顿时满手生香。薄荷丛状生长，叶片长圆形，交叉对生，紫色四棱中空茎，长得有两尺来高。旁边的园丁正在给薄荷剪枝，满园子飘散着薄荷的芳香。刚刚浇过水的薄荷十分茂盛，园丁说，薄荷最喜欢水，一下雨就窜枝长叶，不修剪几天就长得到处都是。夏天薄荷开着一轮一轮的紫色小花，密密簇簇地在腋下围着。我看到剪了一地的薄荷，怯怯地问园丁要了一些，园丁非常痛快地答应了。带着一包珍贵的薄荷，我赶快回家，美美地享用了一壶薄荷茶。

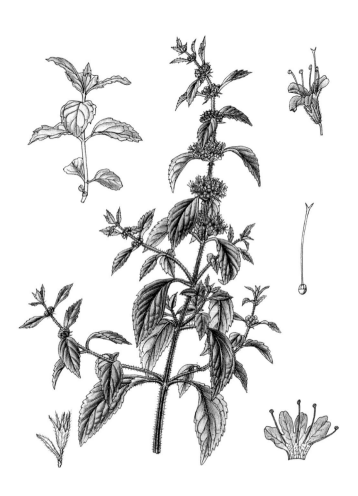

　　我国南方早就将薄荷代茶饮，在《本草纲目》中记载："薄荷，人多栽莳。二月宿根生苗，清明前后分之。方茎赤色，其叶对生，初时形长而头圆，及长则尖。吴、越、川、湖人多以代茶。"现在不仅能喝到新鲜的薄荷茶，还有薄荷与茶、薄荷与花的配伍，也是不错的组合。最近品尝了一款来自西双版纳同庆号的新茶，是生普洱与薄荷配制而成。薄荷是大山中的野生薄荷，经真空低温干燥，保留了山野的味道，也比一般的薄荷更浓厚。冲泡后茶汤清亮，既有普洱的清纯，又有薄荷的清凉，还有混合普洱和薄荷的清香，夏天泡上一壶，喝上一杯，令人爽心爽肺，精神倍增。

　　薄荷自古不仅当茶饮，还是常吃的菜食，常常搭配在沙拉、凉拌菜中。在上海有一道非常有名的小吃——薄荷糕，外观晶莹碧绿，气味芳香凉爽，是夏季清凉爽口的小吃。我试着做过薄荷糕，很容易，就是在糯米粉里拌着少许薄荷粉，这个薄荷粉在网上可以买到，很细腻，也很便宜。将白糖溶解在水中，用糖水将糯米、薄荷粉搅拌成稀的面糊，倒入深盘中上火蒸熟，放凉后就成了薄荷凉糕。将凉糕切成菱形块，装在盘中，淡绿晶莹，点点薄荷绿色，让人赏心悦目。尝一口清香黏糯，凉意十足，唇齿也含芳留香。

薄荷品种很多，最容易搞混的就是将留兰香认作薄荷了。有一次逛花草市场，看到一盆盆的薄荷，长得很茂盛，心中暗喜，凑近一闻，味道芳香，但没有辛凉的味道，心中好奇。卖花的人说那是留兰香，也是薄荷属的植物。其实知道了它们的最大的差别，辨别起来也不难。薄荷在于凉，而留兰香在于香。当然还有其他的区别，比如薄荷叶片狭长，叶面平整光滑，而留兰香则叶片短圆，叶面有明显皱褶。留兰香也常常用来泡茶代饮，但入药上是不能用留兰香代替薄荷的。薄荷的辛凉源于薄荷脑、薄荷醇，而留兰香不含薄荷脑，这是它们之间最大的差别。

薄荷醇是薄荷的有效成分，外用具有消炎、止痒的作用。它的提取物也叫薄荷脑、薄荷冰，是因为它的外观像冰一样。我曾带着初中学生用薄荷脑制做痱子粉、清凉油、滴鼻液等制剂，学生们能在这一简单的实验中发现很多神奇的现象，也有许多的科学知识。薄荷脑是细长的无色晶体，味道辛窜，硬度很大，在实验中很难将薄荷脑研碎。而此时将从樟树提取的樟脑与它一起研磨，就能发生奇特的物理变化，两种固体成分居然互相融合在一起，还变成了液体。其实这就是物理上的低共熔现象。利用这一原理，逐渐加入滑石粉或者蜂蜡、甘油就能充分混合薄荷脑，才能发挥薄荷脑的作用。

　　辛凉是薄荷入药的重要药性，它是唯一具有辛凉解表特性的药物，既能发汗，又能解热，是治疗流行性感冒、肺炎、气管炎的良药。平时如果咽肿咽痛，不严重时我常常含一片口感比较凉的薄荷糖就能解决问题。有一次我感冒发烧 38.5℃，嗓子干痛，胸中灼热，全身酸痛。在中医辨证是温热犯肺，趁着刚刚发作，一下将两袋连花清瘟颗粒倒在一起冲泡。加入开水时就看到水中啪啪爆开的颗粒，一股冲鼻的薄荷味四散开来。汤药放至温热，一口喝下去，一股凉气从嗓子凉到胸部，顿时咽喉的灼痛和胸中的闷热消散开来，立刻感觉呼吸畅通。趁热喝完药，身上微微汗出，全身酸痛感明显改善。薄荷就是这么的爽快，用它的辛散宣泄了热气，又用它的清凉安抚了燥热的身体。

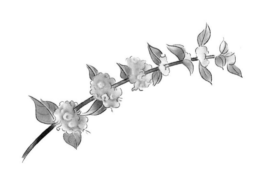

我推崇民国时期中西兼备的医学大家张锡纯在《医学衷中参西录》中对薄荷的描述，他认为"薄荷气味清香，最善透达""善散瘾疹，愈皮肤瘙痒"。所以我常常用薄荷治疗皮炎、湿疹、荨麻疹等病人。曾治疗一位 40 多岁的荨麻疹病人鲁先生，频发风团达半年多，皮疹鲜红、遍身瘙痒，一遇热就加重，每天吃两片西替利嗪也难以控制。在中医诊断为瘾疹，我在白虎汤的基础上，加入薄荷、桑白皮、地骨皮等药物，服药一个多月，皮损明显减少，皮肤也不热了。临床上薄荷既可内服散热透疹，又能外用清凉止痒，是不可多得的良药。

薄荷是非常奇特的植物，由于它具有辛、凉的药效，因此用量大，它的辛味重，会出现辛辣的灼热感觉，所以有的孩子就说薄荷糖是辣的。当用到痱子粉的时候，薄荷脑适量，感觉是凉爽的，当量大的时候感觉就会火辣，甚至还会有灼痛感，更有甚者还会出现皮肤的损害，因此用薄荷的时候一定要注意剂量。不知道大家注意到没有，当中医大夫在处方中开"薄荷"的时候，一定会在右上角写上"后下"二字，那是因为薄荷煎煮时间长了辛凉味就没了，药效就大打折扣了，所以薄荷入药是有讲究的。

薄荷除了清凉，它的辛散还具有疏肝解郁的作用，成为著名方剂逍遥散的主要成分，正如《黄帝内经》所记载："肝欲散，急食辛以散之。"我常常用这个方剂在临床上治疗女性黄褐斑，效果常常出人意料。曾有一女病人，46岁，做金融工作，压力大，眠少梦多、脱发瘙痒、精力不足，面部掌心大的黄褐斑二十余年，舌淡苔白。中医辨证为肝郁脾虚，血虚生风，我就以逍遥散为基础，取柴胡、薄荷各6克，配伍当归、白芍、茯苓、白术，同时加入酸枣仁、远志、白蒺藜、红花、白梅花等药物，很快头皮就不痒了，服药近三个月，惊喜地发现黄褐斑缩小了一半，其中薄荷的作用不可或缺。

尽管薄荷的来历还不是太明确，甚至疑有"外来血统"，但它已经在中国的大地上生根发芽，融入了中华文化之中，融入了百姓的生活。薄荷有着美好的花语，寓意愿和你再次相遇。当我们再次遇到它时，或许被它的盈盈绿意、清凉剔透所感动，或许为它的萋萋芳草、四溢芳香所感叹。薄荷辛凉可鉴，一片冰心尽在玉壶之中。

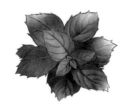

题马齿苋

翠叶肥掌绿，暑天遍地青。黄花黑籽育，赤茎白须生。

形若马驹齿，状如九狮争。村庐野味具，细品惹乡情。

凉拌软滑嫩，水汆去土腥。甘酸秀色醉，入口食欲增。

寒来心火去，湿敷肿疡平。鲜汁愈久痢，全草疗诸疗。

最善解毒热，也归肝脾经。时疾夏令病，内外可兼行。

园圃五方草，田间春碧英。归来撷几握，换做长寿星。

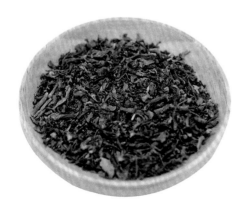

田间长命五行草

马齿苋

马齿苋是夏日我家不可缺少的一道菜肴。我婆婆在的时候，每到立夏后就惦记着到田野间挖点马齿苋来吃。到了周末早早起来催促家人外出，带上准备好的家伙事，一路向北走，无论到昌平还是延庆，田间地头上总能找到它的踪迹。

婆婆是我家的黄历表。她出生在农村，大字不识几个，但一到节气，民谣、谚语随口就能说出一大串。如"清明多栽树，谷雨要种田""小暑不算热，大暑是伏天""头伏饺子二伏面、三伏烙饼摊鸡蛋"等。而我公公

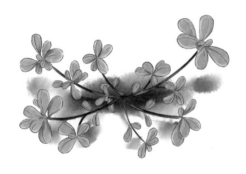

虽然只有小学四年级的文化水平，在当年还算是知识分子。早年在地质测绘部门工作，对地理、历史尤其喜爱，自学成才，连大学教授都对他刮目相看。因此我家就有了一对上知天文、下知地理的老人。按照节气和地理知识，拔野菜的时间、地点都可以确定。

入了伏天，我家的马齿苋吃法多样，最常见的吃法是凉拌。做法简单，味道也比较鲜，有种酸酸滑滑的味道。马齿苋段放入沸水锅内焯至变色，不可烫太久，待到颜色成碧绿即可捞出，放入清水中洗去黏液，沥干水，用味精、醋、辣椒油、蒜泥、盐、香油调汁，然后将马齿苋放入容器中加入兑好的调味汁搅拌均匀即可。味道有点酸酸的，吃起来滑溜溜的，清爽可口。毛泽东主席的卫士回忆录中还专门记录了毛主席爱吃马齿苋的故事，不仅他本人乐于吃马齿苋，还经常劝别人也吃。他说："马齿苋既可做菜，又可入药，对身体大有好处呢。"

如果采摘的马齿苋多，说不定还能吃上顿马齿苋包子，味道鲜美。在蒋星煜先生的书《以戏代药》中有一段曲子《关公辞曹》，曲子中曹操挽留关公："曹孟德在马上一声大叫，关二弟听我说你且慢逃。在许都我待你哪点儿不好，顿顿饭包饺子又炸油条。你曹大嫂亲自下厨烧锅燎灶，大冷天只忙得热汗不消。白面馍夹腊肉你吃腻了，又给你蒸一锅马齿苋包……我对你一片心苍天可表！"除了曹操以情动人，更铺排各类"最好的"吃食，令人垂涎欲滴，其中马齿苋包子也是一道好主食。关羽关公是我家乡山西解州人，每年过年都要去关帝庙赶庙会，心想关公曾在曹操那里受到的礼遇，还时不时地吃到马齿苋包子那样的美味，却毫不心动，还非要回去找他大哥，关公的忠诚是何等坚定。

初夏是马齿苋生长的季节，天气热起来，新生的嫩苗刚刚长出来，匍匐在地面，顶上的几片叶子肥厚，如长方形的马齿状。水多的地方叶子光亮、翠绿，茎梢挺拔向上。仲夏时节，茎顶端的叶簇中心开着一朵黄色的小花，黄色的花瓣，黄色的花蕊，追逐着阳光，晨开夜合。仔细观察马齿苋茎的根部是微紫色的，到了夏末秋初黄花落去，每朵花骨朵下都能结出一包三角形状小米粒大的果实。因为马齿苋叶子是青的，根子是白的，梗子是赤的，花朵是黄的，种子是黑的，又叫作"五行草"。

猜想就是因为马齿苋长得像马的牙齿才得此俗名。在生活中，马齿苋还有许多别名，如马齿菜、酸味菜、长寿菜等。在夏天经常能看到农民将马齿苋当成杂草从菜田麦地拔出，根不粗也不长，白白的几根细须子，晒几天也不干、不死，所以人们称它为长寿草。每次我在跟天南地北

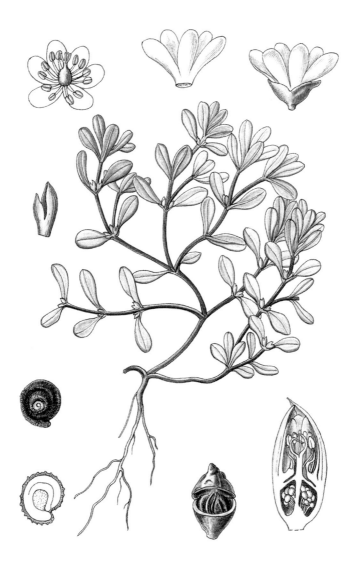

的病人介绍用马齿苋治病的时候，很多年轻人听着茫然，不认识马齿苋，只有一些上了年纪的人，跟他变换几个名字后才恍然大悟。

邻居张先生夏天晚上吃了路边店的烧烤，凌晨时腹痛、腹泻，一早上去了四五次厕所。早上起来吃了黄连素，到下午症状仍未完全消除，他家人便来找我问问。根据他的病症，初步判断就是急性肠胃炎引起的腹泻。正好是夏季，楼下的马齿苋长得正旺盛，就让他家人拔了一大把，约有 500 克，告诉他们洗干净后用榨汁机打汁，频频服用，并嘱咐有问题随时来找我。到了晚上，张先生给我打电话说喝了三次药，现在已经不拉稀了，肚子也饿了，问还要不要继续喝马齿苋？嘱咐他继续服用一天，吃流食。因为马齿苋就是天然的抗生素，对大肠杆菌、变形杆菌、痢疾杆菌、伤寒杆菌、副伤寒杆菌有高度的抑制作用，因此一味马齿苋就有清热治痢的作用。

马齿苋是皮科最常用的药物之一。李时珍在《本草纲目》中记载了一个病案，并大为赞扬马齿苋的功效。唐代的武无衡相国在西川领兵打仗时小腿部患了疮疡，痛痒难耐，迁延多年，遍求当地的名医，试过内服的、外用的无数种方法，都不奏效。当他回到京城时，一个医官献给他一个小方子，用马齿苋捣烂外敷，只不过用了三、两遍，湿疮就痊愈了。这个故事被李时珍知道后就记载到了《本草纲目》中。分析武相国当时的病证，可能是小腿部的湿疹，瘙痒不止，搔抓后感染，以致皮损出现疮疡，痒痛并作，苦不堪言。在中医证属湿热下注。而马齿苋有清热除湿、善治痈疮、杀诸虫的功效，在现代研究中马齿苋具有抑菌消炎作用，对金黄色葡萄球菌、绿脓杆菌、真菌如奥杜盎小芽胞癣菌、结核杆菌等有不同程度的抑制作用。

　　一到春天，北京的风大，加上百花齐放，是湿疹、过敏性皮炎的高发季节，另外很多女性爱美心切，采用激光、光子嫩肤、各种护理，结果面部皮肤变薄，甚至误用含有激素的化妆品，出现激素依赖性皮炎和面部皮肤敏感，表现为皮肤瘙痒、丘疱疹、红肿，甚至有渗出，在中医属于湿毒疡。除了内服药外，著名老中医赵炳南老先生治疗这一类疾病善外用马齿苋，将干马齿苋 2 两或鲜马齿苋半斤，洗净后煎煮 20 分钟，过滤去滓，用净纱布 6～7 层沾药水湿敷患处，有除湿止痒之效，临床试验证实有效率接近激素的作用。

　　对于急性湿疹、皮炎伴有渗出的病人，我经常让他们用新鲜马齿苋煮水放凉后稀释冷敷。有一次我双臂过敏，用马齿苋煎出的汤药，与卡波姆凝胶混合，制备出马齿苋水凝胶，用起来非常方便，又能补水止痒，很快就缓解了皮肤干燥、潮红、瘙痒和灼热的症状。北京中医医院还有一个常用的院内制剂——清热消肿洗剂，主要成分就是马齿苋和黄柏，病人可冷敷皮损处，有明显的消肿止痒作用。主要功效在于马齿苋的抗过敏作用。

现代研究还发现马齿苋中含有丰富的 ω-3 脂肪酸、亚麻酸、黄酮、多糖类、去甲肾上腺素等物质，有抗肿瘤、降血压、降血糖、降血脂的作用。一株微不足道的小草，竟然能有如此大的神力，曾经的农家野味也成了绿色健康食品，果真应验了"长寿草"之名。

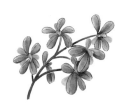

楮树十韵

楮树生于野，路人多不知。

雌雄各有异，花果也称奇。

绿叶春葳蕤，东风萌孽枝。

丛生荫蔽日，拥簇压柴篱。

曾视为杂木，心思德怨疑。

浆成巴蜀纸，子列药王旗。

补肾兼利水，凉血润肤宜。

上品全是宝，瘙痒诸癣医。

采撷在秋季，炮制正当时。

欣喜比桑梓，闲情欲赋诗。

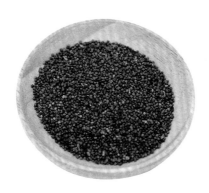

漫山楮树绿荫浓

楮树

楮树，可能认识的人不多，但到秋季看到它的果实——橙黄色的如杨梅般的果子时，才会恍然大悟，原来楮桃叶与楮实是一家子呀！究竟我们熟知的中药楮实子在哪里呢？它就在那细丝般绽放的果肉中，它是楮树的种子。我刚到北京中医医院工作时，听老大夫介绍赵炳南老先生的临床经验，用楮桃叶治疗瘙痒性皮肤病。好奇地寻找它的来源，才开始认识这种植物。

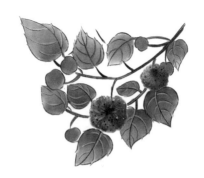

楮树，古名为楮、榖，又名楮桃，由于茎叶有乳汁，所以又称奶树，也称为造纸树、沙纸树、沙皮树。这种树雌雄异株，大部分是雄树，偶尔看到一棵雌树。雄楮树在每年三四月结出长长的花穗，挂在树上像毛毛虫一般。婆婆跟我们上山时看到楮树花，兴奋地说，这个能做"馈垒"。制作方法很简单，摘下嫩的花穗，洗干净，开水焯过，攥干，撒上面粉，上锅蒸十多分钟。就像蒸杨树花、槐花、榆钱一样，蘸着蒜醋吃，味道清香，口感软糯，好吃!

楮树花成熟时会成为一道奇特的风景。在阳光灿烂的日子，花穗会爆开，快速向空气中喷洒花粉，远远看去像"冒烟"一样，这是楮树花在传播种子。雄蕊的"烟"在风力的作用下，飘落至雌花球状花絮伸长的柱头上，进而结出甜美多汁的果实。雌楮树结的果子是球状的，如乒乓球大小，到八九月以后果子成熟，肉质呈橘红色，像炸开的杨梅，多汁液，味道酸甜。我的同事彭博士说他们江西是把它当成果子吃的，有人还把它做成果子干，甚至加工成果酒。我曾在凤凰岭下开车经过楮树下，恰好一颗熟透了的果子掉落在汽车上，将车盖染成一片橘红，黏黏的，很难擦干净。

　　楮树在北京的西山上呈野生生长，漫山遍野都是。它是桑科的落叶乔木，枝叶繁茂，生命力旺盛，从根部能不断萌生新的树苗，因此只要栽种一棵楮树，附近就会滋生出一片新枝，很快就能形成茂密的小树林。楮树有耐寒耐旱、耐冷耐热的天性，在贫瘠土壤、深山荒地、石滩沟壑均能旺盛生长，后来才知道它是我国生态治理的先锋树种，在全国都在推广种植。

　　楮树的叶子很有特点，它的树叶基部呈心形或卵圆形，树龄大的楮树，叶子多为卵心形，而年龄小的楮树叶子却变化多端，多为三裂到五裂，如鸟趾状，看上去像是被虫子"咬"过一般。有种理论解释，这是幼树为防止蝴蝶、蛾子等在其叶上产卵而进化出的机制。因为昆虫为了后代有更充裕的食物来源，往往选择肥沃的叶子产卵，而不会挑选残缺的叶子。幼小的楮树为了生存竟然生出这样的形状，也应了"适者生存"的道理。楮树叶子的另一特点是叶子两面布满了厚厚的绒毛，摸起来毛茸茸的。正是由于它的树叶厚实又有绒毛，所以去污力强，村民常用它来洗碗擦锅，是纯天然的"洗碗布"！

　　我在四川也发现了楮树。5·12四川大地震后，什邡中医院是我们单位的对口援助单位，我随单位到当地义诊和讲课，遇到很多老年皮肤瘙痒和慢性湿疹病人。病人大

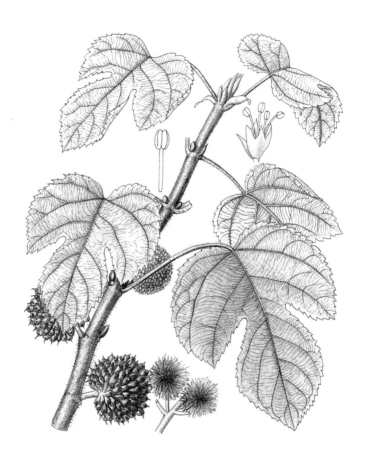

都皮肤干燥，皮损肥厚。主要由于当地生活水平低，病人对疾病不了解，更没有皮肤护理的意识，往往病情控制得不好，皮损瘙痒难耐时使劲搔抓，结果遍身抓痕。正好我在搭建的帐篷外看到了楮树，心中一喜，跟当地的大夫和病人说，用这个叶子可以治皮肤瘙痒。开始他们半信半疑，当一个病人采了叶子煮水泡洗后，身上干痒好多了，这才让大家相信认可。

楮树在四川、贵州、云南除了喂猪外，树皮还是造纸的原料，是著名的楮纸原料，有"蜀人以麻、楚人以楮为纸"之说，西南地区至今还保留着用楮树造纸的工艺。国庆长假去云南丽江旅游，住束河古城，晚上逛街市，走到一个东巴纸店，店里摆满了古朴、厚实的纸制品，有灯笼、灯罩、书画等。纸制品虽然粗糙，却充满了自然的气息。房梁上还挂了许多印制了经文的纸片，经过做旧的处理，像染上了岁月的风霜，充满了神秘的气息。这些纸制品就是东巴纸制作的，用纳西族地区特有的高山野生稀有植物丽江荛花和楮树制成。古代东巴纸是专门印制经文的，由于荛花有小毒，所以这种纸能防虫防蛀，能保存百年之久。

云南丽江纳西族传统手工纸至今都使用楮皮。曾见到西双版纳的同庆号普洱茶有一款伴手礼盒，外包装是原色纸浆做成的拜帖状信匣子，里面是白棉纸包裹着的普洱茶饼，包装盒与白棉纸都是应用了西双版纳傣家的楮皮造纸工艺。从树皮到白棉纸，需要经过浸泡、蒸煮、捣浆、抄纸、晾晒等十多道工序，楮树皮变幻成各色的纸制品，展开来变成一张张绵软的白绵纸。看到这个包装，让我感受到来自深山的味道，似乎能闻到楮树和茶叶的清香，也仿佛看到了雨林中古树茶叶的纯净和古朴，还能感受到这款茶想要带给人们的一种来自彩云之南的问候……

楮树生于山野之中，是一种古老的树种。在《诗经·小雅》中有句诗"乐彼之园，爰有树檀，其下维榖"，"榖"是古代楮树的名称。这句诗的大意是欢乐的园子里栽着高大的檀树，檀树下有稍矮的楮树。看来楮树自古就是田园中常见的树木。宋代的刘克庄曾写道："楮树婆娑覆小斋，更无日影午窗开。一端能败幽人意，夜夜墙西碍月来。"楮树的茂密丛生，遮云挡月，也是一种田野的风情。当然楮树不是人们喜爱的观赏之树，苏东坡被贬谪海南，庭院有一棵楮树，而他却一心想要种松菊，下斧之前心中念及楮树的好处，竟有五六处之多，满怀歉意，写下长长的一篇《宥老楮》，以表"德怨聊相赎"之意。

在北京有很多地方可以采到楮树叶，我们常去的地方是百望山和西山森林公园。由于楮树叶还未入中药，在药房里买不到，而我们要用叶子来提取有效成分做研究。楮树霜降后药效成分高，所以每到这个时候，大家就互相提醒一下，相邀一起上山采药或带着家人周末去采药。这种树新萌发的枝叶不高，沿着山石，密集地长在路边，随手就能够得着。我们选择大而有裂、肥厚健壮的树叶，几个人很快就能摘回几麻袋，回来摊开晾干，放在阴凉处收藏，可供一年使用。

楮树全身都是宝，叶、枝、皮、根、树汁、果实都可入药。楮树叶入药最早记载于秦汉时代的《名医别录》，被列为上品，认为有凉血利水的功能。因此用于治疗各种出血、水肿、痢疾、癣疮等病。尤其楮树叶外用是临床上治疗湿疹、皮炎、真菌感染等皮肤病的有效药物。著名皮肤科专家赵炳南先生在《赵炳南临床经验集》中有一个经验方"楮桃叶洗剂"，楮桃叶 500 克，加水 5000 毫升，煮沸 15 分钟，将药液兑入浴盆之浴水中浸浴，每次 20 分钟，每日或隔日 1 次用。有凉血解毒，润肤止痒的功效。这个方子我常推荐给老年皮肤瘙痒的病人，由于老年人皮脂腺萎缩，分泌减少，导致皮肤干燥、瘙痒，这个方子相当于淀粉浴，能锁住皮肤水分，有保湿润滑和止痒的作用。

楮树叶还可以根据症状加减使用，治疗多种皮肤病，如果热重，皮肤红肿、渗出，加黄柏 200 克，一同煎煮外敷，可清热凉血、除湿止痒，用于湿疹、银屑病血热证；如果皮肤干燥，加入鸡血藤、首乌藤、丹参、钩藤、当归等，是我院常用的归藤洗剂，有养血润肤、息风止痒的效果。这两个方子是我院治疗银屑病的常用方，有很好的临床疗效。我们将楮树叶的成分提取出来进行分析发现，它的主要成分是黄酮类、萜类物质，具有抗氧化、抗菌、抗炎等活性。我们还将提取物制成了乳膏、油膏、泡浴液等剂型，让病人试用，大部分病人感觉泡浴更为舒服，我们正在开展相关的研究，希望早日研制出好的药物，方便病人使用。

楮树中进入药典的是它的种子——楮实子，是橙红色楮桃果中的果实，有补肾、强筋骨、明目、利尿的作用。国医大师朱良春对楮实子有独到的认识，在临床上常用在肝肾不足而伴有水肿的病人。多年前曾看到朱老的医案，心中不甚理解，用得也少。我婆婆曾患水肿，每年入秋十月份发作，表现为下肢胫前水肿，伴有心烦失眠、口干、腰背酸痛、目涩，典型的妇女特发性水肿。后来看到朱老的医案，受到启发，认为此证属肝肾阴虚、水不化气，在六味地黄丸的基础上合五苓散（猪苓、茯苓、白术、泽泻、桂枝）加楮实子20克、滑石30克，取猪苓汤之意，以滋补肝肾，又温阳化水、利水消肿。服药后一月余，水肿逐渐减轻，才重新认识到楮实子的作用，利水而不伤阴，确实是一味好药。

　　楮树，山野之中的杂树，曾是人们眼中的恶木。然而它以顽强的毅力和崭新的面貌得到人们的再次审视。它虽然外貌粗野，但枝叶茂密，热爱阳光，根植贫瘠之地，是荒山野岭绿化好树木。更难能可贵的是它一身都入药，夏秋采乳液、叶、果实及种子；冬春采根、皮，全部都贡献给了人类，如此平凡而又伟大的树木，人们怎能不对它刮目相看呢？

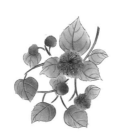

贺新郎·致凌霄花

立有凌云志。

绾松柏、绕树而上，蛟龙生翼。

盛夏钟铃开玉盏，一抹丹霞吐翠。

曛日暖，橙黄渐次。

百尺梢头拂云案，笑芳菲低首取人媚。

乐得是，与鹰戏。

节节赤焰流火坠。

送清芬，爽心悦目，百家同醉。

尽欢红颜虽老去，自有新芽荟萃。

别有憾，终归不弃。

落花辛凉逐血脉，搜风通络荡涤陈积。

借寒性，赋天意。

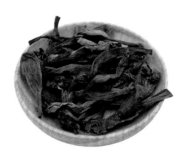

凌霄花开夏日红

凌霄花

初见凌霄花是几年前在北京育英学校，位于西长安街北侧，校园种植着很多树木，有成片的银杏树、山楂树、柿子树……漫步在校园中，有绿草花木陪伴，爽心悦目。走到教学楼，路边有一长廊弯弯曲曲，每隔一段，便有一藤蔓爬上花架，密密匝匝地开着红花，绿蔓红花非常耀眼，真不敢相信这是凌霄花！时值夏日，凌霄花开得正盛，花色橘红，花开五瓣，花瓣圆润，花蕊金黄，花如喇叭，沿着藤蔓一直开到顶端，喧闹地开着，热烈而欢快。花色十分艳丽，然而却没有一丝的馨香。

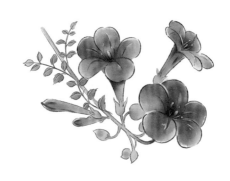

　　早在舒婷的诗里认识了凌霄花，在我上高中的时候，舒婷的《致橡树》是我们语文课文中必背的现代诗歌："我如果爱你——绝不像攀援的凌霄花，借你的高枝炫耀自己……"那是木棉花的独白，以卓群不凡的姿态向橡树表白自己的爱情，读者无不为木棉花的独立感到骄傲，同时也鄙视爱炫耀的凌霄花，将所有的藤蔓植物都归入了依赖他人的一类寄生物。殊不知，经过了多年，突然见到凌霄花时却完全抛却了以往的印象，眼前的凌霄花积极欢快地向上攀爬，努力地伸展着枝蔓，在高处留下朵朵红霞。凌霄花还是那个凌霄花，不同的却是我与诗人看凌霄花的心境。也许是诗人化身在木棉花中，仰望橡树所激发的励志之意吧！

　　文学作品中，对凌霄花的不敬由来已久，唐代白居易对凌霄花颇有偏见，甚至开篇就写道"有木名凌霄"，轻蔑之情溢于言表。写道："有木名凌霄，擢秀非孤标。偶依一株树，遂抽百尺条。托根附树身，开花寄树梢。自谓得其势，无因有动摇。一旦树摧倒，独立暂飘飖。疾风从东起，吹折不终朝。朝为拂云花，暮为委地樵。寄言立身者，勿学柔弱苗。"诗中将凌霄花比喻为依附攀援的植物，最后还寄语人们要自强自立，不要像凌霄花一样柔弱无力，爱慕虚荣。我也感慨诗人这样的笔端，猜想当年的心情，也许诗人正处于孤苦的境地，借凌霄花以示自己的高洁之情吧。

然而赞美凌霄花的人也非常多，清人李渔评价凌霄花："藤花之可敬者，莫若凌霄"，并称其为"天际真人"，有"凌云直上，势冲霄汉"之志。宋代贾昌朝赞颂凌霄花："披云似有凌云志，向日宁无捧日心。珍重青松好依托，直从平地起千寻。"猜想宋代陆游的居所一定有凌霄花，他写了多首描写凌霄的诗词，"庭中青松四无邻，凌霄百尺依松身。高花风堕赤玉盏，老蔓烟湿苍龙鳞。""眈眈丑石罴当道，矫矫长松龙上天。满地凌霄花不扫，我来六月听鸣蝉。"看来他种的凌霄花是与青松在一起的，将凌霄花与青松翠柏一同栽种，借它们的凌云之势更好地表达了自己心存高远的志向。

夏天时曾去崂山太清宫，看到一棵"汉柏凌霄"，据说这是青岛年纪最大的古树，是"中国百株传奇古树"之一。汉柏为西汉建元元年道士张廉夫在崂山初创太清宫三官庵时亲手所植，历经2100余年。在树的中部，一株凌霄悄然而出，缠绕在侧柏的树干上，一直到蜿蜒到树梢，茂密翠绿的凌霄叶和浓绿的侧柏叶融为一体。每年八月，橘红色的凌霄花开满枝头，人们多误以为是"柏树开花"。古汉柏树高20米，树干笔直，直冲云天，仰望古树，有高耸入云的凌霄之感；天作巧合，凌霄花依附柏树，攀援而

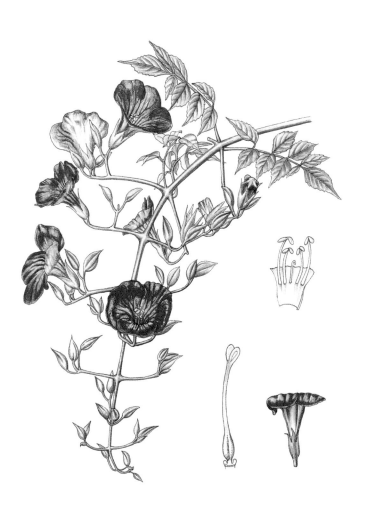

上，直入霄汉，正应了"汉柏凌霄"之意。

我国是凌霄花的故里，曾路过江苏连云港千年古凤凰城——南城镇，小镇家家户户种凌霄花，夏天开花时节，远远望去，成片的橙红橘黄色的凌霄花淹没了城区，令人非常震惊，确实不负"凌霄之乡"的美誉。现在北京的园林、庭院、街道的凌霄花越来越多，心中很纳闷，仔细一打听，原来是引种了"美国凌霄"。顾名思义美国凌霄产自北美，与我国的凌霄在种属上非常近，但仔细观察一下花朵，还是很容易区别的。美国凌霄花花朵红橙色，花筒细长，花冠直径小，花萼为橘红色；而我国凌霄花大，开放舒展，花筒较短，花色橙黄、橘红，还偶有粉色，花萼为黄绿色。总体看上去"美国凌霄"粗放豪迈，而我国的凌霄花则温婉娇媚。

凌霄花在春秋时期的《诗经》里就有记载，当时人们称之为陵苕（tiáo），"苕之华，芸其黄矣""苕之华，其叶青青"说的就是凌霄花开，花儿黄又黄；凌霄花开，叶子绿又绿……凌霄之所以能攀援，仔细观察一下就能看到，在它枝节生发的地方伸出很多像龙爪一样的气生根，它能借"龙爪"攀援并牢牢地附着于固状物体上，即使狂风暴雨，也吹不落，所以它又有"五爪龙"之称。久而久之，龙爪长得粗壮木化了，新的龙爪不断长出，向上攀爬，直向天空，追逐阳光。

凌霄花也是画家精神的寄托。著名画家王雪涛先生笔下的凌霄花非常多，其中《古柏凌霄图》构思精巧，凌霄花与枯柏相依，柏木苍劲，凌霄花清新秀丽，灵动婉约，借助古木的遒劲，平添一丝勃勃生机，画面古朴而雅致，堪称一绝。潘天寿的《凌霄花图》，运笔潇洒，泼墨流畅。底部留言："绝壁三千尺，想是盘古运斧之遗，白涧飞空动魂魄。一树藤，长脉脉，长脉脉，不可言，一开一谢三千年，我欲从此化龙飞腾上青天。"画家也默默地寄望于凌霄长脉脉的藤蔓，意欲飞龙上天。

凌霄花除了观赏，还有更为重要的药用用途，它是入药良品。李时珍在《本草纲目》中对凌霄花的生长状态有详细的描述："凌霄野生，蔓才数尺，得木而上，即高数丈，年久者藤大如杯，初春生枝，一枝数叶，尖长有齿，深青色。自夏至秋开花，一枝十余朵，大如牵牛花，而头开五瓣，赭黄色，有细点，秋深更赤。"还记载它的药性：凌霄花，性寒味酸，入肝、心包经，有行血去瘀、凉血祛风的功效，是皮肤疾病、妇科疾病的常用药物。

凌霄花是临床上的小宗药物，却是皮肤科的常用药物。皮外科名医赵炳南老先生有个著名的方子——凉血五花汤，由凌霄花、红花、鸡冠花、野菊花和玫瑰花组成，治疗痤疮、酒糟鼻、红斑狼疮等面部皮损。以花治病体现了中医的"象"思维方式，认为凡花类药都是质地轻扬，大多能升能浮。我在临床治疗口周皮炎，症状多见口唇四周红肿、皮损潮红，有丘疹、脓疱、鳞屑，病情时轻时重。基本组方就是泻黄散（石膏、栀子、藿香、防风）配凉血五花汤加减（凌霄花、野菊花、鸡冠花、红花各10克，加生槐花10克），外用甘草油（甘草、香油），皮损很快就能改善。

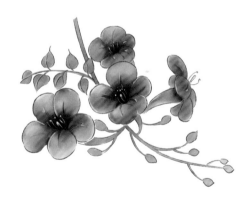

　　曾用凉血五花汤治疗一位 50 多岁的女性酒糟鼻病人，病人有酒糟鼻病史，夏天去外地旅游日晒后面部皮损加重，来看病时面部弥漫性红肿浸润，手触摸时皮损又硬又厚，上面散布着脓疱、丘疹，面部灼热，由于面部肿胀，不敢出门见人，舌红苔黄，舌苔厚腻，脉滑数。是血热、湿热并重之证。我当时给她开凉血五花汤加清热除湿汤（龙胆草、生石膏、白茅根、大青叶、生地黄、大黄、六一散等），外用马齿苋煮水湿敷，一个星期后再来复诊，面部红斑水肿明显消退，继续服药两周后面部红斑全部消退，皮肤光滑细腻，宛如换了一个人似的。

　　女人如花，所以妇科疾病常用花类药物。凌霄花是妇科疾病常用的药物，具有凉血破瘀的作用，治疗月经不调、先后不一、伴有血块、白带多等症，另外这些病人多伴有气短乏力，面部黄褐斑或迟发型痤疮，痤疮多紫暗，连及下颌。在中医属肝郁脾虚、气滞血瘀、肝郁化热。我常以疏肝健脾、凉血消斑之法治疗。常用逍遥散（柴胡、赤芍、茯苓、白术、当归、甘草、生姜）配伍凌霄花、玫瑰花、白梅花、合欢花、野菊花，治疗女性月经不调伴有黄褐斑、痤疮的病人，也往往会起到奇效。

　　凌霄花是神奇的花，以顽强的毅力和拼搏向上的精神赢得了敬佩和美誉，对不屑和轻蔑报之以盛开的鲜花、灿烂的烟霞。当凌绝顶之时，微风下翠叶飘飘，红花艳艳，那是拼搏者的姿态，胜利者的笑脸。当花朵凋零时，又为众生留下一份珍贵的药物。何等可爱，何等高尚！

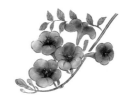

天仙子·芍药

春去夏来风和煦，芍药含羞花带雨。
酡颜红醉露华浓，似无骨，尤娇妩，
柳下园中烂漫舞。
秋后别离心最苦，满腹辛酸无处吐。
孤星冷月度寒霜，花有主，根不腐，
明岁相逢还旧圃。

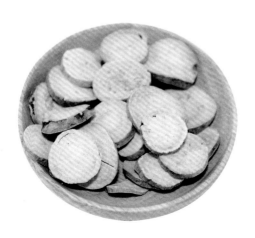

绰约芍药留余春

芍药

　　阳春三月，大地刚刚回暖，花园里会钻出一簇簇淡红到红紫的新芽，认识它的人就知道这里曾经种过芍药。花芽很快就变成绿色圆柱状的茎，上面分出枝叶来，到五月春末夏初的时候，被针形的绿叶茂密，长成密密的一丛灌木。这时花苞也在孕育，花苞紧紧地包裹着，顶端稍稍露出一点花的颜色，等待着阳光的呼唤。

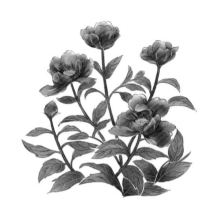

　　小区里芍药与牡丹种在一起，牡丹谢了没有几天，芍药便次第开放。芍药的花也同牡丹般艳丽，娇艳夺目。如逢微雨过后，细密的雨滴滴落在花瓣之上，形成了晶莹露珠，滋润了花朵，也润湿了花香。于是蜂飞蝶舞，围着芍药的金黄色花蕊，飞来绕去，恰如"有情芍药含春泪"。盛开的花朵在微风下，频频摇头，妩媚而羞涩，似乎传递着爱意，正是由于有了这种诗情画意的意境，所以人们又称芍药花为爱情花。早在《诗经·郑风》中就有"维士与女，伊其相谑，赠之以芍药"的记载，芍药为古代男女表达爱情之约的花朵，恰如今日的玫瑰。

　　芍药花开，人们很容易把它认作是牡丹。其实两者是很容易区分的，芍药是多年生的草本植物，而牡丹是木本植物，换句话说芍药是"草"类植物，而牡丹为"树"类植物。俗话说"谷雨看牡丹，立夏观芍药"，牡丹早春开花，花朵单独开放，花型较大；而芍药暮春开花，一枝数朵，花朵相对较小。最重要的一点，芍药在晚秋之际，枝枯叶死，就会随风凋萎零谢；而牡丹在落叶后枯枝仍在寒风中挺立。因此芍药花自古还有一个名字，叫"将离"。这"将离"似乎伤感别离，然而别离是短暂的，第二年仍会惊艳再现。

芍药很常见，在园林小区、郊外田野，甚至在远山深处，都可以寻到它们的踪迹。今年六月，我去京郊怀柔的山村三岔口村调研，走在路上，看到老乡家的院子前面都有一个小花圃，里面种了很多花，百合、芍药花正在开放。芍药花丛不大，一支花茎上分出 3 个花蕾，开着两朵粉紫色、白色相间的花朵，以远山、田野的纯朴浓绿的基调为背景，这色彩简直是艳丽无比。问老大爷哪里来的花，他指着对面的山里说，就在山上挖的。毫无疑问这就是野生的芍药，华北地区正是野生芍药的产地，我们进山后就发现了几朵开放的芍药花，雨中的芍药花在翠绿的草丛中格外醒目。

洛阳牡丹甲天下，而扬州的芍药也有冠天下之称。人们常说"烟花三月下扬州"，那个时节到扬州是为了看琼花，而立夏后到扬州是要看芍药的。初夏的时候，瘦西湖簪花亭和玲珑花界的芍药最多，花开之时，满目锦绣，艳丽无比，与牡丹也不相上下。徜徉园中，过石桥小径，赏芍药芳菲，观垂柳圆荷，看青湖绿水，听吴侬软语，扬州评弹，常常乐不知返，耳边萦绕着姜夔的"二十四桥仍在，波心荡，冷月无声，念桥边红药，年年知为谁生？"不知桥边的芍药是否还在，但芍药的故事却在流传着。

沈括在《梦溪笔谈》里记载了一个"四相簪花"的故

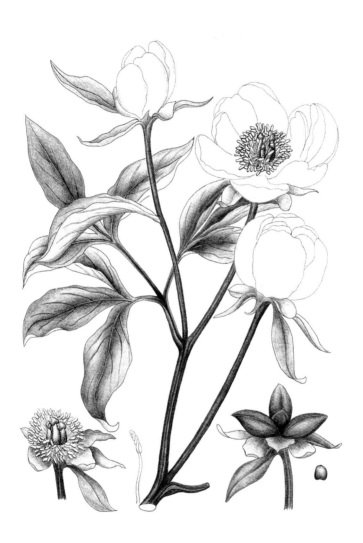

事，时任扬州太守的韩琦在自家的花园里突然发现一株奇特的芍药，一枝就开了四朵红花，而且每朵花瓣中间都镶嵌了一根金黄色的细线，如同一条金带束着红袍一般。他高兴地邀请了王安石、王珪、陈升之来饮酒赏花，并各簪一枝，四人后来先后官拜宰相，因此流传下来芍药为"花相"的传说。

芍药花虽然与牡丹相似，但对芍药的描述更多的是娇媚。柳宗元《戏题阶前芍药》"凡卉与时谢，妍华丽兹晨。欹红醉浓露，窈窕留馀春"，描写了芍药在晚春时节开放，窈窕尚婀娜，娇红带酡颜的妩媚姿态。唐代诗人潘咸在《芍药》中写道："媚欺桃李色，香夺绮罗风。"这里的芍药不但娇媚而且芳香。宋朝诗人蔡戡描写扬州的《芍药》"自古维扬厥草夭，露红烟紫不胜娇"，诗人眼里的芍药依旧是少女的娇羞。而李时珍在《本草纲目》也同样描写"芍药，犹绰约"，将药物描写成风姿优美的样子，还是少见的。由于芍药没有干枝，因此又叫"没骨花"，便生就了这份妖娆和美丽。

看到芍药，文人的思绪纷飞开来，能与芍药相比美的只有美少女了。在《红楼梦》第 62 回"憨湘云醉眠芍药茵，呆香菱情解石榴裙"，描写了当值宝玉生日，园子里的姐妹们在芍药栏香围园饮酒吟诗的场景。活泼可爱的史湘云闹够了，也喝多了，竟然"卧于山石僻处一个石凳子上，业经香梦沉酣，四面芍药花飞了一身，满头脸衣襟上皆是红香散乱，手中的扇子在地下，也半被落花埋了，一群蜂蝶闹嚷嚷的围着她，又用鲛帕包了一包芍药花瓣枕着……"曹雪芹将湘云的憨态与芍药的娇红放在一起，一幅美图勾画出来了，醉湘云在芍药花的映衬下更多了几分娇憨妩媚。

芍药花也千姿百态，五彩纷呈。风吹雨打，乱红纷飞之后，留在脑海中除了红红白白的记忆，留给我们更重要的就是它的根。芍药的名字带有"药"，自古以来就是入药的植物。芍药在东汉张仲景的《伤寒论》中多有应用，历经唐宋至明清，芍药即使有白芍和赤芍之分，也多是依花色来区分的，山外野地采着什么就用什么。而当今不知何时却是以炮制来区分两者。种植的芍药的根经过浸泡、洗净、经水煮透，刮去皮后那就是白芍；而野生芍药的根或没有加工的芍药根，直接晒干就是赤芍。想一想，加工白芍既费事又费力，理应价高。其实不然，赤芍的价格要高 5～10 倍，想必是因为赤芍品种多来源于野生。

芍药的根是没有木质心的，正如它的"无骨花"一样。种植三四年后，芍药须根粗壮，多汁肥厚，质地清脆。很奇怪，芍药根经过水煮这一简单的过程，白芍和赤芍的功效就发生了神奇的变化。白芍变成了白色，质地厚重致密，闻起来有清香味，放在手里沉甸甸的，具备了平肝止痛、养血调经、敛阴止汗的功效；而赤芍颜色赤褐色，质地粗糙而疏松，又因其色红，而具有了清热凉血、活血止痛的功效。经过水煮，芍药到底发生了什么？科学家们研究发现，白芍经过加工，芍药苷含量下降，淀粉酶失活，而芍药内酯苷上升；赤芍的芍药苷含量却是白芍的5~10倍，这可能是它们作用差异的科学基础吧。

白芍是张仲景《伤寒论》中桂枝汤的主要组成，以桂枝、白芍、生姜、大枣、甘草几味药物组成，治疗太阳中风证，即一系列具有发热、恶寒或恶风、汗出、脉浮缓等体虚外感风寒的证候。我在大三学《伤寒论》时看病案，用桂枝汤治疗儿童、女性反复感冒，具有调理体质的作用。我本人年轻时正是这样的体质，每月感冒一次，遇劳累必要感冒。因此自己开了桂枝汤与柴胡汤的柴桂合剂，连续服用了一个月。喝完药后的感觉至今都记得很清楚，全身微热，浑身轻松，有一种说不出的舒服。再加上那时候我每天长跑，此后身体就变好了。后来发现桂枝汤具有类似兴奋剂的作用，其中白芍缓急止痛，敛阴养血，既可补虚又能舒筋，成为我日后治疗女性肝血不足常用的药物。白芍在著名的补血方剂四物汤（当归、川芎、白芍、熟地）中的应用也是同样道理。

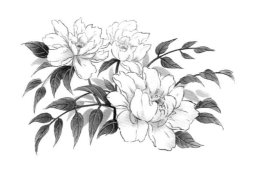

　　白芍的用量曾是我在临床中遇到的一个问题。有一次门诊有一个赤峰的女性病人，患银屑病十多年，全身皮损干燥，大便不成型，我就用当归饮子为主滋阴养血润燥，其中白芍用量30克，开了十四服药回去。2周后她复诊时说，服药后肚子咕噜噜响，一天要大便四五次。我看了这个方子，发现只有芍药用量大。后来我与所里研究经方的刘卫红博士交流，她说芍药药性寒凉，有小大黄之称。在《伤寒论》第280条有记载："太阴为病，脉弱，其人续自便利，设当行大黄芍药者，宜减之，以其人胃气弱，易动故也。"说明白芍对脾虚的病人不宜量大。后来我调整方剂，将白芍减量到10克，病人再没出现这种情况。

　　赤芍是凉血药物，在皮肤病中是治疗血热证相关疾病如急性皮炎、银屑病的方剂，如皮外科著名大夫赵炳南的凉血活血汤和朱仁康老大夫的皮炎汤中就有赤芍。我也以赤芍为主治疗银屑病急性期血热证，血热证的"热"多由情志因素引起，如遇到着急生气的事情、工作压力大、抑郁等，是中医的肝郁化火的证候，因此我在治疗银屑病血热证时提出平肝清热、凉血解毒的治则，赤芍可用到30克，清热凉血，又入肝经，平肝凉血息风，对皮损进展迅速，有血热夹风的病人很适用。我的博士研究生赵京霞的论文就是研究凉血活血方及芍药苷治疗银屑病的作用机制，证明芍药苷可以通过抑制T17细胞的活化而发挥作用，文章在国外杂志发表，并登在封面，受到了广泛的关注。

芍药花已落，但芍药的花影在我脑海里萦绕。这几天正好整理花园，清理了满院的杂草，想种一束芍药。种哪里呢？考量再三，就种在窗前吧，等来年，春夏之际，坐赏芍药！

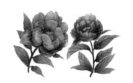

一丛花·玫瑰

妙峰山顶淡云烟，叠岭绕花田。

东风吹奏玫瑰绽，绿叶间，朱粉娇妍。

晨雾滴露，春光照暖，香气久留连。

含苞待放取时鲜，糖渍口生涎。

酥皮细糯当茶点，品滋味，南北称全。

潜润清芬，柔肝醒胃，解郁梦酣眠。

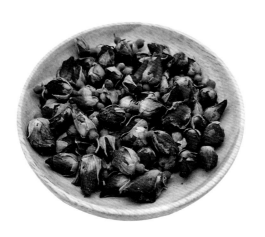

赠人玫瑰有余香

玫瑰

　　初次见到成片的玫瑰是在大学三年级的野外实习，学校安排我们上山采药半个月，吃住在西山鹫峰的北京林学院实习基地。说是采药，不如说是郊游，同学们撒欢地在山上游荡，逛得尽兴，玩得开心，也学得有收获。我负责我们小组的标本筒，每天都能采一铁桶的草药，有防风、柴胡、黄芩、知母、威灵仙、益母草……最远的一次一天爬过16个山头，就这样男同学们还意犹未尽，居然沿着京西古香道一直走到了门头沟妙峰山，在那里发现了传说中的玫瑰谷。消息传来，同学们都激动了，第二天纷纷要求去看玫瑰。

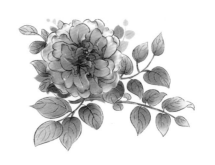

第二天我们大队人马沿着阳台山的京西古香道，走了两个多小时，终于到了玫瑰谷。六月中正是玫瑰花盛开的时节，翠绿浓染的玫瑰丛中点缀着紫粉色花朵，山谷中弥漫着迷人的芳香。玫瑰花开各异，有的含苞待放，状若红焰；有的花蕾初绽，春光一线；有的花开艳丽，粉艳姹紫。我们进入玫瑰谷是下午，见到老乡们都带着收拾好的满筐的玫瑰花朵准备回家，好奇地问为什么只摘花朵，不摘花蕾呢？他们说五月刚出花骨朵的时候摘花蕾，现在花开放了花蕾就少了，只能摘花朵了。听老乡讲，这个玫瑰谷有 500 多年的栽种历史，是世界上最大的玫瑰谷之一，这里的玫瑰出油量大，味道好，花瓣还能做玫瑰酱呢。

我从小就喜欢吃北京的玫瑰酱。奶奶是老北京人，生活在卢沟桥附近的长辛店，后来跟着我父母去了山西。每次有人到北京出差，奶奶总让人带回北京的玫瑰酱，这个玫瑰酱就是来源于门头沟的玫瑰。我家的玫瑰酱是专门做豆馅包子的，每次奶奶往红豆馅中加一勺玫瑰酱，平淡的豆馅立刻就增添了玫瑰的香味，吃起来也满口生香。后来常去阳台郊游，常常见到路边的农家院售卖玫瑰花瓣和玫瑰酱，每次都忍不住买一些回来，当果酱夹着馒头吃。花瓣经过糖渍，肉肉的、韧韧的，香糯怡人，玫瑰花香绕舌不散。

　　稻香村的鲜花玫瑰饼是家里的常备点心。家人的口味都非常固定，进稻香村就买那几样，鲜花玫瑰、牛舌饼、沙琪玛，几十年不变。鲜花玫瑰饼酥皮洁白细腻，香味浓郁，香甜可口，令人垂涎欲滴，每年春节回老家都要排队大包小包买些回去，走亲串友时送给亲戚朋友。一次偶然的机会，品尝了来自云南的伴手礼——鲜花饼，每块点心单个包装，香酥绵软，花香沁人，甜而不腻，味道鲜美，从此只要去云南必要带回鲜花饼。据说玫瑰饼也颇得皇家的赞赏，乾隆皇帝钦点："以后祭神点心用玫瑰花饼不必再奏请即可。"

　　玫瑰泡茶喝是当下女性喜爱的饮品，有舒心顺气、养颜美容之效。我的弟妹由于患乳腺增生，大夫建议她喝玫瑰茶，经常见她用干玫瑰花与枸杞、菊花相配，平日以花代茶，不仅控制了疾病，时间长了，脸色也红润了很多。后来还遇到了一款来自西双版纳的玫瑰普洱茶，用新鲜玫瑰花瓣真空干燥后与普洱熟茶精制而成，开水冲泡后，既有普洱的浓郁，又带有玫瑰的花香，汤色透亮，味道迷人，趁热喝上几杯，微微汗出，心情顿时轻松愉悦，开胸顺气。试想一下，午后时光，小憩初醒，一本书，一杯茶，玫瑰香氛下阅读是何等的怡情悦性。

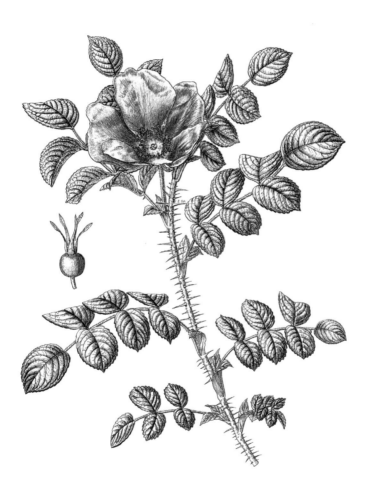

玫瑰在《说文》中有记载："玫，石之美者，瑰，珠圆好者。"说明玫瑰是生长在砂砾之地的花朵。我国的野生玫瑰多生长在吉林、辽宁、山东东部沿海的海滨沙滩、沙丘或砾石海岸山坡上，它对生长条件要求很低，耐贫瘠，耐寒、抗旱。因其花开不断，香味袅袅，玫瑰还得名"徘徊花"；又因玫瑰枝杆多刺，也有"刺玫花"之称。曾有山东的朋友送我玫瑰酱，才惊异地发现山东平阴是"中国玫瑰之乡"，同样有名的还有甘肃的苦水玫瑰、北京妙峰山玫瑰、四川眉县玫瑰……玫瑰其实在很多地方都有种植，就看你认不认识它了！

我们平日送礼的"玫瑰花"还不是真正意义上的玫瑰花，充其量是现代改良的月季。我国玫瑰与月季和蔷薇都是蔷薇属植物，玫瑰多开紫、白花，常开一季；而月季，几乎一年四季开花，花朵直径大，形态多样，气味清香，杂交之后出现了更多的品种，成为"玫瑰"的形象代言；而小朵丛生的则为蔷薇，常见黄刺玫、白刺玫等，花开之时，状如瀑布。正如宋代诗人杨万里写的《红玫瑰》一诗所云："非关月季姓名同，不与蔷薇谱牒通。接叶连枝千万绿，一花两色浅深红。"真正的玫瑰主要用于制作美味佳肴、昂贵的玫瑰精油及药用，玫瑰油的价格可是比黄金高得多，所以玫瑰精油又有"液体黄金"之称。

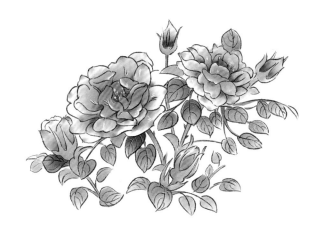

　　玫瑰的香味来自于它的精油和玫瑰露中，这需要通过蒸馏过程才能得到。我们曾带领北京的高中生利用玫瑰花制作玫瑰花露，通过科学研究来了解中医药知识。第一次试验用500克的干玫瑰花，利用冷凝的原理收集玫瑰的挥发油部分。十分的遗憾，试管里仅提取出几点油花状的玫瑰露，白白浪费了那么多玫瑰花！后来带领学生查阅资料，发现影响产量的因素，经过改变实验条件，延长了浸泡时间，加了盐类化合物，终于提取出大约10毫升的玫瑰露，味道浓郁，可以当香水了。后来学生们还用自己提取的玫瑰露制作护手霜，味道香极了！

玫瑰花香，诗人又赋予它更多的色彩。唐代诗人徐夤《玫瑰花》中写道："芳香移自越王台，最似蔷薇好并栽。侬艳尽怜胜彩绘，嘉名谁赠作玫瑰。"玫瑰曾是皇家林苑的观赏花木，没想到它很容易种植，流入了民间。唐代白居易不爱凌霄花，却爱玫瑰花，写道："移根易地莫憔悴，野外庭前一种春。少府无妻春寂寞，花开将你当夫人。"可以看出诗人是多么喜爱玫瑰花，竟然许了以玫瑰为妻！清代的秋瑾女士对玫瑰更是赞赏有加："闻道江南种玉堂，折来和露斗新装。却疑桃李夸三色，占得春光第一香。"看来玫瑰不愧为春季最香的花。

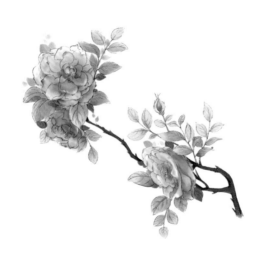

　　玫瑰花入药虽然在《本草纲目》中没有记载，但在清朝的《本草纲目拾遗》中有补录，写道玫瑰花"有紫、白二种，紫者入血分，白者入气分……入药用花瓣。"《本草正义前集》记载："玫瑰花，香气最浓，清而不浊，和而不猛，柔肝醒胃，流气和血，宣通室滞"。玫瑰花以香气入药，以我国玫瑰为正品。临床上经常用月季花来假冒玫瑰花，老药工对玫瑰花的鉴别特征把握的非常简明和概括："红花不香，香花不红；只有玫瑰，又香又红"。还有"月季玫瑰非相同，细辨味色花蒂萼，月季尖长萼反卷，玫瑰紧包圆香浓。"只有玫瑰花才具有既香而又红的特征；而且花萼、相态也不相同，容易与仿冒的月季花鉴别。

　　玫瑰是女人花，也是女人常用的好药。玫瑰花，《食物本草》谓其"主利肺脾、益肝胆，食之芳香甘美，令人神爽。"玫瑰花性温，味甘，具有行气活血，疏肝解郁的功效，临床上可以治疗肝郁血虚的黄褐斑。这些女性常常为气血不足，性格内向，心情不畅，面色晦黯。曾治疗一女患者，年近50岁，长期在国外生活，睡眠不好，面色不华，颧部散在黄褐斑，我取凉血五花汤之意，给她开了玫瑰花10克、合欢花10克、红花10克与养血补血的四物汤和滋补肝肾的一贯煎（当归、川芎、白芍、北沙参、麦冬、枸杞子、川楝子）加减合用，服用两周后，脸色明显亮了，心情也舒畅了，自己说喘气都顺畅了。

玫瑰花疏肝理气，和血调经，自然是女人的良药。女子以肝为先天，容易受情绪的影响，因此肝气不畅容易导致月经失调、痛经、经前乳房胀痛等证。曾经有一位30多岁的女患者，平常月经量就稀少，常常推迟，身体瘦弱，睡眠不好。最近因与交往多年的男友分手，心情郁闷，不思饮食，闭经三个多月。我给她开了柴胡舒肝散（陈皮、柴胡、川芎、香附、枳壳、芍药、甘草），加玫瑰花10克、白梅花10克、合欢花10克、益母草30克。两周后打电话来，高兴地说月经已经来了。

玫瑰花香味浓郁，疏肝缓急，对于女性神经性头痛也是一味好药。曾有一女领导，长期偏头痛，头胀痛，发作频繁，遇劳累加重。精神紧张，睡不好觉，有头晕耳鸣、烘热汗出等症。中医证属阴虚火旺、气滞血瘀。我用张炳厚教授的滋生青阳汤加减（生地、白芍、丹皮、石斛、麦冬、天麻、石决明、薄荷、磁石等）加上玫瑰花10克、百合10克，龟板10克、钩藤10克、酸枣仁30克，滋阴潜阳，镇肝息风。半个月复诊说中药味道不苦，喝了后很舒服，头痛发作也减少，但仍有头皮发胀。随后建议她喝玫瑰花、枸杞子、石斛泡茶代饮。

　　玫瑰似乎就在每个人的心中，也在每个人的梦里。每个人心中梦里的玫瑰究竟是什么样子？红玫瑰红艳热烈，高贵典雅；粉玫瑰娇艳欲滴，温馨甜蜜；白玫瑰洁白细腻、天真纯洁；绿玫瑰淳朴清新，青春四射；还有蓝色妖姬蓝紫魅惑，思念永远……所有的玫瑰花，无论 1 枝玫瑰、2 枝玫瑰，还是百枝、千枝的玫瑰，表达的都是真挚纯洁的爱。赠人玫瑰手有余香，付出了爱，也会收获到爱，愿人们浸润在玫瑰的芳香中，将爱意传递出去。

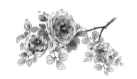

秋

桑文赋

东方有神木，扶摇上青天。翳翳遮云日，幽幽达碧泉。
何来尧与舜，空林出圣贤。商民苦风雨，祈祷山野间。
合舞动天地，甘露降云端。稼穑喜有庆，桑林纵余欢。
五谷养百姓，桑蚕衣食全。采青春夏季，劳作在桑田。
杨柳城郭外，桑梓绕家园。罗盖青郁郁，桑葚紫玄玄。
男丁耕陇亩，妇儿养桑蚕。绿踪遍北域，富庶兴中原。
无奈刀光影，战火起硝烟。流民失居所，携蚕下江南。
南国水丰沛，枝茂叶亦繁。能工出巧匠，锦绣织绮纨。
桑借箕星力，蚕龙过河川。桑蚕行天下，丝路内外连。
衣食为父母，药食也同源。嫩叶入菜肴，烹饪汤亦鲜。
桑菊同杯饮，桑麻共寒喧。秋叶经霜雪，迎风为神仙。
煎汁代茶用，明目又清肝。敛汗辛凉剂，热去燥亦安。
根皮也入药，宁嗽止咳痰。枝条兼通络，祛湿胜风寒。
桑果甚肥硕，生食赛蜜甜。捣泥煎为膏，乌发美容颜。
一树全身宝，沧海遗珠丹。常服终耆艾，寿老比南山。
草木系国本，尽瘁一身捐。桑荫佑华夏，福德载千年。

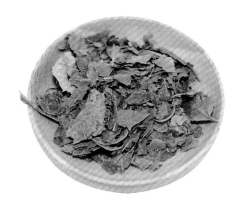

扶摇直上九重天

——

桑叶

　　我家住的楼角处有一棵龙桑，长了十多年了，有三米多高，两手合抱那么粗。奇特的是它的树枝都是弯弯曲曲的，春天桑树长出巴掌大的桑叶，树冠像个大遮阳蓬，密密地遮荫挡雨。由于不打农药，院里养蚕的孩子经常来这里采桑叶。五月份桑葚成熟，有花生大小，长成肥肥的紫红色果子，风一吹，噼里啪啦掉一地，捡一颗尝尝，甜得齁人。四月份北京忽然刮起了一场大风，竟然将它连根拔起，我心想这棵树要完了，可惜了满树没熟的桑葚！风停后我们将桑树扶起来，重新栽好，在根上又压上一块大石头，没想到五月份的时候，桑叶依然油绿，桑葚也竟然熟了！这棵树经历创伤后虽断了几根枝条，略显沧桑，但劫后余生，依旧生机勃勃！

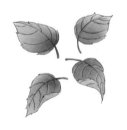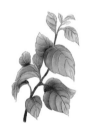

北京有"前不植桑，后不种柳"的习俗，因此桑树渐渐从人们的视野里消失了，偶尔在山中、路边能看到桑树的身影。然而唐代陆游曾在诗词中写道"州中未种千头桔，宅畔先栽百本桑"。在宋代朱熹传中记载；"桑、梓，二木。古老五亩之宅，树之墙下，以遗子孙……桑梓父母所植。"意思是当年父母在宅内、墙下种植了桑梓之树。遥想当年，桑树常常栽种在房前屋后，与老百姓的生活融合一体，人们闲暇之余，可以把酒话桑麻，自然将桑梓当作了家园的念想。我的河东老乡唐代柳宗元在《闻黄鹂》中写道："乡禽何事亦来此，令我生心忆桑梓。闭声回翅归务速，西林紫椹行当熟。"想到家里的桑葚已熟，只好拜托黄鹂鸟儿，将他的思念带回去。可见当时的河东大地也是桑林遍地。

河东大地也是先祖尧舜禹的故里。尤其舜帝禅位于大禹，大禹率领民众疏江治河，建立了我国历史上的第一个王朝，古夏朝的国都就在今天的夏邑，离我家仅二十公里之遥。他东征九夷，娶涂山之女，将婚房建于高台上神秘而令人崇拜的桑林之中，因此有"禹通之于台桑"之谓。自古以来桑林、空桑都是圣人诞生和王候祈祷的地方，有"汤祷桑林""生丘于空桑""伊尹生于空桑"等传说。汤王为祈祷，带领群臣到桑林之中，设坛焚香，祈求风调雨顺。孔子、伊尹这样的圣人都是天上星宿下凡，自然降生于神圣之地，而桑林正是先民崇拜的地方。

曾去四川的三星堆参观，博物馆一进门就迎面矗立着巨大的青铜神树。树干高近 4 米，大树座于三山之上。树干从山顶正中向上直立，有三层树枝，枝丫顶端长有圆圆的果实，果子上站立太阳神鸟。在树的一侧，有一条大龙沿树而下。从造型来看，该青铜神树应是代表东方的神木"扶桑"，这也是当时人们设"社"用来祭祀的重要法器。传说"日出扶桑"，描写了日出于扶桑之下，拂其树杪而升，体现了古人把扶桑视为太阳神，赋予了它上可通天，下可达泉，通达天地的原始的宇宙神力。当今天再看到桑的时候，是否还能联想到我们先人眼中的神力呢？

荫荫桑林哺育了华夏儿女，撑起了我国的经济命脉，为我国的强大作出了不可磨灭的贡献。当我于 2000 年在法国巴黎工作的时候，曾多次去枫丹白露宫参观，那里有个中国馆，不定期开放，里面都是来自我国的瓷器、佛像、雕塑等，十分精致大气。另外在拿破仑的宫殿中还有许多精美的丝绸，至今都保留着迷人的光泽。听解说介绍这是当年拿破仑花重金从我国定制的，可以想象当年我国的工艺水平就有多高超，我国的国力有多强大，这其中与我国的桑蚕业的发达密不可分。

北京也有桑植的园林。有一年我去大兴开会，听说附近有一片古桑林，非常好奇，就在会后参观一番。桑树林在北京南部的大兴区安定镇的东北方向，有近两千年历

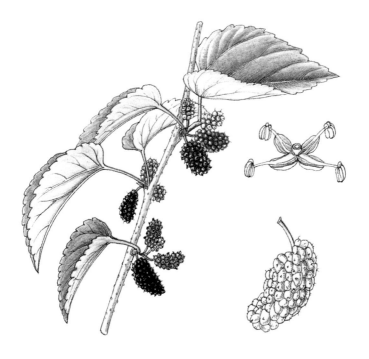

史，面积达两千亩以上。大兴县志上记载：公元203年，王莽追杀刘秀至此，军马乏粮，幸得桑葚充作军粮，方突围出去。后称帝，遂封此林为御桑古林。现在桑林中密密地栽种着各个品种的桑树。我去的时候刚刚是收获桑葚的时节，从桑树下走过，踩在掉落的桑葚上，粘了一脚的糖渍。听负责人介绍这里每年都有桑葚节，每到5月，北京及周边的人成群结队来园中，采桑叶、摘桑葚，做桑葚膏，体味桑文化。

桑树的全身都是宝，具有养生之功。在《本草纲目》中李时珍把桑誉为"东方之神木也"。桑叶中医又称"铁扇子"，是因为霜降后，北风吹来秋叶，但桑树上仍然有一些叶子凌寒不落，在风中哗哗作响。也被民间称为"神仙叶"。我国古代医著《保生要录》中所载的"扶桑至宝丹"，具有"驻容颜，乌髭发，补髓填精，祛疾延年"等功效。制作方法很简单，取霜桑叶或鲜桑叶500克、黑芝麻250克，炒熟研末，二者加蜜调匀或制成大蜜丸，每日早晚各服20克。主治肺肾两脏阴虚内热诸症，如须发早白，牙齿早脱，视物昏花等症，故尤宜于老年病人。

"桑箕星之精神也，蝉食之称文章，人食之老翁为小童"，古书中有这样的记载。箕星是东方二十八星宿的最后一宿，为龙尾摆动所引发的旋风，所以说箕星主风，一旦特别明亮就是起风的预兆，此当以星宿为风神。因此桑

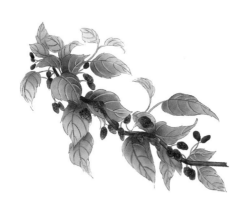

叶就有风神的功力，而且性凉，专有疏风清热的作用，是治疗风热感冒咳嗽的常用药物，如桑菊饮、桑杏汤等。对于治疗风热感冒初期，发热重，恶寒轻，头胀痛，面色赤，咳嗽痰黄，声音嘶哑，咽喉肿痛，鼻流浊黄稠涕等症，临床上常用桑菊饮加减治疗。如果外感轻证，我还常常给病人开处方：霜桑叶9克、野菊花3克、薄荷5克代茶饮，在夏初、秋末多多饮用。

桑叶、桑白皮都是治疗皮肤病的好药物。痤疮是常见于青年人的一种炎症性皮肤病。进入青春发育期后，体内性激素分泌旺盛，促使皮脂腺分泌增多，导致皮脂淤积，堵塞毛囊口，容易形成痤疮。常见的证型有肺经风热，面部红色丘疹、脓疱，状如粟米、可挤出粉刺，间或有黑头粉刺。我常用枇杷清肺饮加减。一位女大学生小王，脸上起了密集的红色丘疹，有粉刺，还夹杂着脓疱疹，大便干，小便黄，舌红苔黄，证属肺经风热，我将桑白皮、桑叶同用，配伍枇杷叶、金银花、黄芩、大黄等药物，一周后明显好转，复诊时我就建议她平时以桑叶茶 10 克、金银花 10 克代茶饮，防治痤疮。

李时珍在《本草纲目》中了收录了一个医案：说宋代一位游僧住在严州山寺，形体羸瘦，饮食极少，每晚入睡后，总是遍身汗出，第二日晨起，衣皆为汗水湿透。据游僧自己说：如此情况已有 20 年，诸药用尽，终不见效。寺中一位监寺僧说："吾有绝妙验方。为汝治之"。三日后，游僧果真多年的痼疾竟痊愈了。秘方是：取霜桑叶一味，焙干碾粉，每日 2 钱，空腹用温水汤调服。明末清初的名医傅青主尤擅用桑叶止汗，他先后拟定"止汗神丹""遏汗丸"治大汗之症，汗如雨出，不可止抑，均用桑叶为主药，誉桑叶为"收汗之妙品"。

我在临床上治疗更年期综合征烘热、汗出时，也用桑叶。曾经治疗一患荨麻疹的病人谢女士，体型肥胖，每天不时起风团，色淡红，皮肤发烫，正值更年期，心烦、时

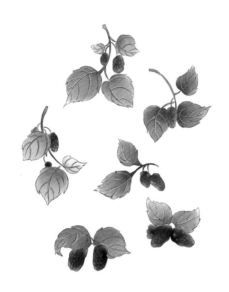

时汗出、手足心热、腰酸背痛、口干、舌红、脉沉细数。
一看是阴虚内热，我给她以玉女煎加减，加桑叶 30 克、生
牡蛎 30 克、五味子 10 克。谢女士服用了一月余，风团明
显减少，手足心热减轻，尤其出汗止住。另外她惊喜地发
现，在服药期间体重明显减轻，一个月体重减了 4 公斤。
其中桑叶、桑白皮都有降血糖、降血脂、减肥的效果，更
年期的妇女多有肥胖，出汗、手足心热等症状，平时就可
以饮用桑叶茶，它有一股清香的味道，尤其煎煮后味道更
沁人心脾，代茶饮常服，效果会慢慢地显露出来。

　　桑，曾在我国农业社会为主的经济中发挥了举足轻重的作用，在历史中，它从我国的中部转移到东部，现在又"东桑西进"，在广西、贵州、云南扎下了根，仍然是我国农业经济的支柱之一，也是中药的大产品。当哪天您无意间用到了桑叶美白护肤、减肥产品、养生产品……也不要大惊小怪呀，桑有很多需要继续挖掘的潜力，等待大家的认识！

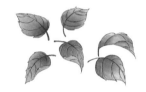

玲珑四犯·白菊

秋日重阳，看冷艳晴空，风断云住。

三径寒菊，相伴锦团花簇。

月魄淡洒清辉，又染上，夜光幽素。

吐蕊含苞向岁暮，唏嘘处浮霜露。

暗香疏影东篱下，近黄昏，如雪纷舞。

芳馨白羽园中散，后味一丝苦。

尤有辛凉散风热，平眩晕，豁然明目。

喜作延寿客，把盏茶，余生度。

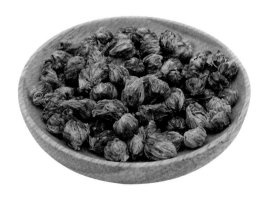

九月菊坛花正香

菊花

　　周末在家休息，老父亲一大早就用他的 iPad 给我发微信，这次发来的是各种菊花照片，色彩斑斓，婀娜多姿，非常漂亮。问父亲，哪里来的照片？他说是老朋友们发给他的，他竟然能把其中的照片一张张复制下来，转发给我，还认真地告诉我每一种菊花的名称。老父亲就是不肯服老的人，对新鲜的事情都感兴趣，他居然把我前一天刚教给他的照片挪移技术用得很好了。父亲喜欢菊花，现在虽然不种菊花了，但重阳节之际，耄耋老人的菊花又有新花样。

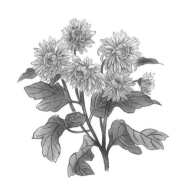

记忆中父母和我一起完成了唯一一件菊花绣品。刚考完大学，心里惴惴不安，没有其他可以缓解紧张焦虑的办法。正好母亲从上海买来绣花的样子，我就靠女红消磨时光。我从十几张图案中选了菊花图案，它自然流畅，线条也不多，容易上手。父亲善写会画，欣然用炭笔将菊花素描在白的确良布上。母亲还将从成都带来的祖传的绣花绷子送给我，手把手地教我绣花。为避免落俗，我选用了单色的淡咖啡色单丝线。

高考完的天气仍然很热，我沉醉在绣花之中，一大早就搬着小板凳在家门口开始干活。一个月的投入，一朵朵菊花在针线间悄然绽放，终于化成了一片淡雅的菊花。熨烫平整后，我的菊花居然形神兼备，栩栩如生。我为枕套亲手锁了将近 6 米长的花边，又手工缝上了内衬。临上大学离家时，我将菊花枕套留给父母。没想到，他们竟然用了二十多年，直到白布泛黄变薄，丝线都已脱落。父亲曾后悔地说：这是闺女亲手做的，早应该收藏起来……

想起来世上还真没有咖啡色的菊花，但菊花记忆留在我的生命中，那喷薄绽放的花朵似乎更能表达我对未来的憧憬和希望。因此每次到看菊花展的时候，见到流光溢彩的菊花，我总是被怒放的菊花莫名地感动。国庆节时我去植物园长走锻炼，晴空万里，秋风凉爽。穿越菊花长廊，菊花一簇簇、一丛丛地竞相开放，姹紫嫣红，争奇斗妍。白的如团雪，黄的似鎏金，紫的若锦绣，红的像火焰；有的如团丝绽放，有的抱如花球；有的卷曲婉约，有的率直天真；有的艳若牡丹，有的宛若青莲；有的花开一朵，有的花簇成团；有的倾如瀑布，有的满天繁星……这些都是菊花，小如钱币，大如杯碗，都在秋日的阳光下，尽情地绽放，似乎不知冬天的来临。

菊花原产我国，有三千多年的栽培历史，经过物竞天择，现在已经发展出几百个品种，多得让人目不暇接。国庆节曾去十三陵的花海游赏，那里除了常见的菊花外，还有矢车菊、万寿菊、大丽菊、三色花、金盏菊等，还有平常我管它叫作格桑花的，学名是波斯菊；有簇拥成景、五颜六色的荷兰菊；有橙黄娇小，来自墨西哥的硫华菊；有单葶竞发、色彩艳丽的太阳花——非洲菊；还有花心紫褐、花瓣橘黄状若小葵花的来自美国东部的黑心菊……世界各国的菊花都在我国落户了，让我更搞不清菊花的品种了！

我心中菊花的形象与陶渊明描述的精神世界更接近。恰如说到荷花就想到周敦颐的《爱莲说》；说到菊花，自然就会想到陶渊明的陶菊。陶公将菊花栽植于庭院，留下了百余首菊花诗。"不因彭泽休官去，未必黄花得须

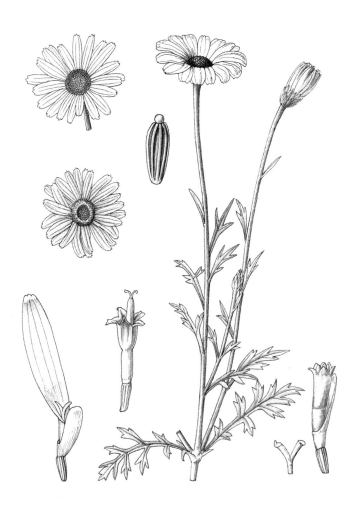

香""三径就荒，松菊犹存""怀此贞秀姿，卓为霜下杰"成为与世无争、隐逸逍遥的精神象征；而"采菊东篱下，悠然见南山"就是人们向往的神仙日子。陆游有诗云"菊花如端人，独立凌冰霜"；苏轼有"荷尽已无擎雨盖，菊残犹有傲霜枝，一年好景君须记，正是橙黄橘绿时"；白居易赞颂菊花"宁可抱香枝头老，不随黄叶舞秋风"。赏菊花，不只是看到了它的美，能品到它骨子里的硬气是一种境界。

菊花不仅是人们向往的精神世界，也是自古以来的盘中美餐。屈原在《离骚》中就有"朝饮木兰之坠露兮，夕餐秋菊之落英"的记载，落英即是菊花的花瓣，说明当时的人们是吃菊花的。北京周边有很多种植食用菊花的地方，平谷的朋友曾送我两盒北农3号黄菊，菊花如碗大，花瓣肥厚。刚开始生吃凉拌，味道略有苦涩，家人不太习惯。眼看花瓣就要凋萎时，忽然想起慈禧一生嗜菊，尤其以菊花入火锅。我也架起了火锅，将菊花瓣拆散，将羊肉、虾仁、鱼丸涮入锅中，开锅后再将菊花瓣放入其中，稍等片刻，捞出肉和菊花，蘸着佐料吃，肉香中夹着菊花的清香，爽心爽口，味道非常鲜美。

《神农本草经》将菊花列为上品，谓："生川泽及田野，久服能轻身延年。"春天泡一杯菊井茶，菊花配着龙井，香气袅袅，清扬上达，升发春天清阳之气；夏天饮一杯菊花桑叶茶，桑菊成饮，解暑散热，除夏日蒸热之气；秋季来一杯枸杞菊花茶，红白相间，养肝明目，润秋天燥热之气；冬季煮一壶菊普茶，普洱红亮，菊花飘逸，养寒冬深藏之气……一朵朵白色的菊花游逸于杯盏间，带着天地的精华，自然而然地进入了我们的生活，成为除了茶饮之外最常饮用的花茶。

我们常喝的是杭白菊。曾开车从苏州去杭州，路过桐乡，从高速下去，卖菊花茶的店铺比比皆是。我错过了采花的季节，但买了许多种菊花送亲朋好友品尝。杭白菊有很多形态，有压成饼状的、有球状的、有单是花蕾的胎菊，还有更为珍贵的未开花的米菊……由于杭白菊是采收后经过沸水蒸制，然后晾晒风干，因此在沸水冲泡下，花朵漂浮在水面。稍闷一会儿，花瓣才渐渐张开，花心淡绿，花瓣不谢不凋；待片刻，汤色澄清，淡淡发黄，这时香气最盛，口感宜人，回味甘醇。

茶饮的上品是安徽贡菊。贡菊也是白菊，清朝光绪年间，紫禁城里流传红眼病，皇上下旨遍访名医良药，徽州知府献上徽州菊花干，泡服后治愈了眼疾，皇帝御批，年年进贡，从此就被冠以"贡"字。贡菊生长在高山云雾之中，汲黄山之灵气，蕴山水之精华，能想象出黄山的菊花的确不一般。去过黄山的人当会知道当地的特产黄山毛峰和贡菊。我也曾给家人买过这两样，茶叶的味道记不住了，但贡菊经过烘干后，花白蒂绿，黄心小圆，质地柔软，气味清香。冲泡起来颜色黄中带绿，口感也更浓郁一些。

前一段时间又流行喝金丝皇菊。很偶然与朋友一起品味，据说这一朵就有百余元之贵，惊讶之余不仅颇为好奇。这金丝皇菊来自江西修水，花色金黄，花瓣修长，花香浓郁。放入玻璃壶中，沸水冲开，花瓣在水中慢慢舒展开，花瓣婀娜，如盛放的鲜花，片刻之中，金黄色的花朵充满茶壶，如花球一般，满屋也飘散着菊花的芳香，如此娇艳的菊花简直不忍心喝了。在北京展览馆《砥砺奋进的5年成就展》中，中医药成就引人瞩目，其中就有介绍河北南和县引种了金丝皇菊，形成了中药材产业，带动了当地农民增收致富。感慨的是菊花不仅仅能治病救人，还能美化生态，提升经济，是不平凡的花朵。

菊花是我们常用的中药，是治疗感冒的桑菊饮的主要药物，有散风清热的作用；也是杞菊地黄丸中清肝明目的药物。南通医学院附属医院三花一子藤（红花、槐花、白菊花、地肤子、首乌藤）报道有治疗皮肤瘙痒的作用，我在临床上也试着治疗荨麻疹。曾有一40余岁男性患者，皮肤灼热，风团潮红，每天发作，伴有眼痒鼻干，舌淡红，苔薄，证属肺经风热证。因此在原方的基础上，我加入赤芍、丹皮、金银花、白蒺藜。患者服药两周后，眼干痒症状明显减轻，风团发作频次也少多了。其中白菊花散风止痒，清热明目的作用很重要。

菊花还是治疗肝阳上亢、肝火上炎引起的头痛的良药。张炳厚老师善用川芎茶调散治头痛，我也多次尝试。曾治一病人，50岁女性，患偏头痛四五年之久，每日发作，遇急生气发作频繁、疼痛加重，面色潮红，时有烘热，眼干口干，二便调，舌红苔白，脉弦，证属肝阳上亢，肝风内动。我以川芎茶调散为基础，加杭白菊10克、生石膏30克、生石决明30克、生地15克、全虫10克。病人服用一周后，不仅头痛频次明显减少，面部潮红、眼干也明显减轻。其中菊花入肝经，花性清扬，能上达头面，在治疗头痛作用不可忽视。

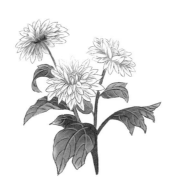

"菊春生夏茂，秋华冬实。倍受四气，饱经风霜，叶枯不落，花槁不零。"李时珍在《本草纲目》这样描述菊花。菊花不争春，却有一身的胆气，敢在秋风中飞扬，傲霜怒放；将一捧娇艳、满怀清香带给秋天，无疑它就是秋天的精灵。中国人爱菊花，不仅爱与菊花相伴的历史，更爱它傲霜凌寒不凋的品格，这不恰是中国人的性格吗？不是花中偏爱菊，此花开尽更无花……

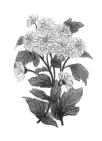

石榴十二韵

本是西域物，今为园中芳。一丛东南向，借喻话吉祥。

春雨催新绿，嫩芽淡淡黄。老枝比梅干，叶脉似柳长。

入夏天炎热，朝夕披艳阳。真红欲滴血，绝色胜浓妆。

晴日万株烟，流焰似火光。群花集一树，百子同苞房。

甜酢都入药，酸甘并敛肠。鲜汁滋玉液，酿酒出琼浆。

相遇时观望，留心在路旁。此中寄深意，梦里久徜徉。

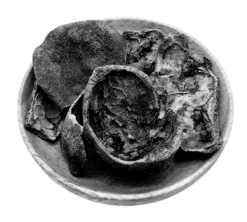

石榴清奇胜梅柳

石榴

　　我每天上班的路上都要经过两棵石榴树，在小区门口的路边，左右各种一棵，像守门的士兵。今年四月底，靠西边的石榴比往年提前一周开花，如同点燃的红蜡烛般耀眼夺目，一周后其他花朵才陆续开放。进入五月，那是石榴花的世界，满树缀满了火焰般的花朵，红彤彤的，一直燃烧到六月底。整个夏季就看榴花红了，榴花谢了，石榴长肚了，石榴圆了，石榴青了，石榴红了……这两棵石榴不知道是否感觉到人们关注的目光，任性地长出了累累果实，将树枝压弯了。

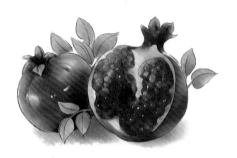

我还真没有吃过这棵石榴树的果实，不知是酸是甜。但从小的记忆中，石榴多是酸的。当地盛产苹果、梨、桃，很便宜，每年到十一前后家里的水果丰富起来，都是一筐筐地买回堆在家里。偶尔才会买几个小石榴。吃石榴是要碰运气的，好的时候费劲打开，甜的，那就一口气吃个干净；不走运就碰上一个酸的！那也不会扔掉，需要费事地剥出一把，然后下定决心，一把放入嘴里一起咬碎，让酸味一下子释放，酸爽到家！那个时候石榴不仅小，而且难剥，碰上酸石榴的机会还是很大的；而且每次吃石榴手上都弄成黑黑的，所以吃石榴前我都很发憷。

第一次吃到大甜石榴是在西安。在去临潼参观兵马俑的路上，看到骊山脚下大片的石榴，石榴树不高，但石榴长得个个有如碗大，沿途都有卖石榴的。得知这里的石榴就是东汉时期张骞出使西域引种的，西域安息国，也就是在古伊朗的扎格罗斯山，所以石榴又有"安石榴"之称。后来的两千年，石榴不断从临潼向南传播，在全国各地开花结果，人们渐渐忘记了它的外国血统了。临潼的石榴籽大又甜，有红白籽之分，皮红的就是红籽，皮白的就是白籽。红如玛瑙，白似水晶，籽粒晶莹，甘美多汁，爽口清香，吃过了这里的石榴，对石榴就会留下美好的印象，它不仅好吃，还有美好的寓意，我们当地也保留着给新婚夫妇送石榴的传统，它象征"多子多福"之意。

两年前先生的朋友从云南寄来蒙自的石榴，我对石榴又有了新的认识。蒙自的石榴皮薄，用小竹刀轻轻一划，去掉花顶，然后用手就可以轻松掰开，比以往的刀砍手剥要容易得多；而且籽粒饱满、香甜多汁、酥脆可口，最重要的是软籽，基本没有什么渣子。自从认识了软籽石榴，每年到中秋、元旦，都要在网上订购一批给家人和朋友。其实蒙自的石榴也是从伊朗和阿富汗引种的，经过800多年的生长，在我国西南高原的土壤气候、昼夜温差中修炼成皮嫩多汁的奇果，成为家喻户晓的名果，也从而成就了蒙自"石榴城"的美名。

石榴虽是来自异域，但在我国已成了具有吉祥寓意的院栽树种。我国的庭院布置有前不栽桑，后不种柳，门前不栽鬼拍手（槐树）的风俗，因此挑选的庭院植物还是很有限的，而石榴就是吉祥的植物。今年我们在山上的邻居乔迁时，他特地从亲戚家引种了两棵石榴树，我也不约而同地想到了要栽一棵石榴。石榴果实万子同苞，金房玉隔，意味着子孙绵延，世代相传，种在家中院子里是个好兆头。别看石榴树小，它可承担了中国人前途和传宗接代两项重大任务的理想寄托，担子可不轻呀。

石榴，又名丹若，天浆。是落叶灌木或小乔木，油亮的叶子，火红的花朵，树姿优美而柔韧。著名文人郭沫若在

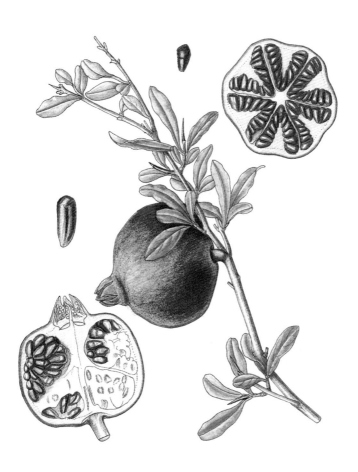

《石榴》一文中对石榴树的身姿描写的非常有特性："石榴
有梅树的枝干，有杨柳的叶片，奇崛而不枯瘠，清新而不柔
媚，这风度实兼备了梅柳之长，而舍去了梅柳之短。"仔
细观察一下，石榴的叶子成对生长，春天新叶发芽，淡绿中
带鹅黄；进入盛夏，满树碧绿，树叶浓绿而油亮。最可爱
的是它的花，五月花开最盛，石榴花如一朵火红的丝绢从
花萼中抽放出来，有的单层，有的多层，耀眼夺目，如万
绿丛中一点红。石榴花的火红是最地道的"真红"，红的不
带一丝的杂色，红的又那么单纯。恰如白居易在《山石榴》
对石榴花的描述"日射血珠将滴地，风翻火焰欲烧人"，
它繁花似火，凝红欲滴；似鲜红的血珠，又如烧天的火焰。

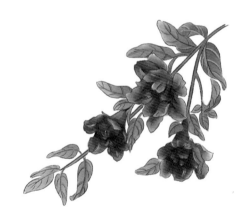

《石榴又红了》是大翻译家郑振铎的儿子回忆他父亲的一篇感人至深的文章。郑先生曾经住在离我们单位不远的南锣鼓巷的文化部小院，他曾在那里给孩子们举办过"石榴节"。从他的文章中，可以感受到郑先生充满童趣的性格。他在花盆里种了两株石榴树，在石榴还没长大的时候，就在上面用小刀逐个刻上熟识的孩子们的名字。而当这些石榴熟了，名字就深深地嵌在石榴皮里，好像是天生长成的。每到这时，他就邀请所有的孩子们一起聚会，还给他们准备了糖果，和孩子们一起唱歌跳舞，做游戏，还给孩子们讲故事和童话，最后他把石榴按照上面所刻的名字分发给大家。这一天就是孩子们的"石榴节"，能想象到孩子们在拿到刻有名字的石榴后的兴奋表情，也能感受到郑先生的石榴带给孩子们的美好记忆。我也效仿此举，明年将院子里的石榴也刻上名字，送给亲朋好友和学生们。

石榴进入我国，就融入了中国的色彩和烙印，除了吃和观赏外，最有价值的就是它的药用功效。晋代著名医家陶弘景在《医方集解》中写道"石榴有甜、酢（音"醋"）二种，医家唯用酢者之根、壳"。但是李时珍记载甘石榴、酸石榴、石榴花都可入药。秋季喝一杯甜石榴汁定然能解咽喉燥渴；喝一杯酸石榴汁，酸甘流津，有温热收敛之性，治疗腹泻痢疾。岭南学派国医大师邓铁涛就善用石榴叶治疗腹泻。邓老房屋的前后都种有番石榴树，每当遇到有人腹泻时，他就会从树上摘下 15 片番石榴叶煎水，味道清香，病人服用后往往都能获得奇效。我最近脾虚，大便不成形，连吃了两个甜石榴，连籽也嚼了咽下，到晚上不仅不腹泻，大便还秘结了。看来酸、甜石榴都有止泻的作用。

自古以来用石榴皮、石榴树叶治疗人的腹泻，但治疗牲畜的腹泻还是新鲜的事。我们单位的同事徐博士毕业于农业大学，从事兽医药的研究，他在博士研究期间研究中药石榴皮、诃子为主的石诃散治疗猪的病毒、细菌性腹泻，并发现石榴皮中的安石榴苷具有抗炎作用。对于安石榴苷是如何发挥作用的这一疑惑，他进行了深度研究，随后就通过安石榴苷的空间结构，利用数据库寻找它的配体，终于发现了安石榴苷能特异性地结合巨噬细胞上的 PDPDB 这个分子，它的下游就是炎症因子。而安石榴苷是它的天然抑制剂，能直接抑制炎症细胞的激活。这一结果令大家都很兴奋，随后他利用这一研究方法，还发现了类似作用的其他小分子抗炎中药，为石榴皮的药理作用给了一个圆满的解释。

其实女性更了解石榴的用途，某护肤品的石榴系列是很多女性的最爱之一，其中的主要成分就是由石榴籽中提取而来的。国外的研究人员发现，石榴无论是榨取鲜果汁还是发酵后的石榴酒，其类黄酮的含量均超过红葡萄酒；从干

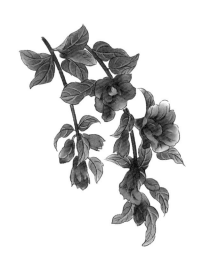

石榴种子里榨取的多聚不饱和油中石榴酸的含量高达80%。这是一种非常独特有效的抗氧化剂，是"人类已知的最具有抗衰老作用的东西"。女性一旦听说产品具有美容、抗衰老的功能，便会趋之若鹜，这也是石榴汁、石榴酒、石榴化妆品现今流行的原因。我一边写着，一边嚼着来自蒙自的石榴，心里想着明天得去买一套红石榴的护肤品……

石榴悄悄地走进了我们的生活，看着墙边的石榴树，满心期待着石榴仙子悄然而至。那是一位头插石榴花、身着石榴裙、手捧玉石榴的仙女，经历了冉冉春华、灼灼夏荣、累累秋实、满怀的石榴籽传递古老而遥远信息。她带给人们不仅仅是惊世红颜，更是疗病去疾、青春常在、容颜不老的秘密，当我们品尝着晶莹甘甜的石榴时，会不会重新认识她呢？

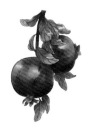

念奴娇·银杏

栉风沐雨，观人间万物，繁华看遍。

素颜雍容擎巨树，密冠浓荫遮院。

高耸入云，菩提相伴，静待流光转。

虬枝欲展，望中无限思念。

千里送客犹轻，锦囊弛寄，快马真情唤。

白露霜飞，羽叶落，铺地金黄一片。

明艳惊秋，隐天机奥秘，故做春光现。

佛心所意，救苍生谓可鉴。

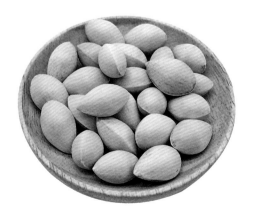

锦囊弛寄白果情

——

银杏

　　曾于深秋 11 月份去潭柘寺，正值银杏树颜色黄艳的时节，天空澄碧，山风清爽。秋风吹拂，明黄的树叶飘飘落下，如风中之羽，在大树下、玉墀上铺就金黄色的地毯，呈现黄金铺地的壮丽景观，我不禁被银杏所独有的气魄和壮丽所震撼，也为它的庄严和明艳所折服。那一片的惊艳的明黄，是晚秋壮丽的景色，如生命的华章在此时奏响，为每个年轮留下绝美的画面。这棵银杏承载着传奇的故事，是否还灵验就不得而知，但这棵古老的银杏却成了人们对北京古老记忆的一个特殊符号，也深深地印在了我的脑海里。

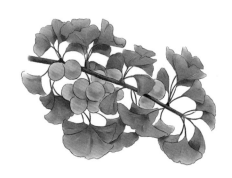

上下班经过皇城根遗址公园，它北头的红墙西侧有四棵银杏树，每次路过都要抬头看看，一年四季银杏树的变化让我感受到时光的痕迹。3月底它以缓慢的节奏吐露嫩芽，小小的扇子从嫩绿、浅绿、翠绿一直变成到深绿。夏天的银杏树枝繁叶茂，树冠蓬大，树下的余阴斑驳陆离。四棵树中只有一棵是雌树，虽然不记得见过它开花，但到了6月份却结满了密密的果子，如青梅般大小，青皮上蒙着粉白。等到9月份，果实由青绿色变成杏黄色，沉甸甸地压弯了树枝，成熟的果子掉了一地。10月底，叶子由深绿逐渐转为明黄，艳丽无比。在晴朗的日子里，蓝天衬托着白云，仰头从树下向天空望去，明黄、湛蓝、雪白，纯净的颜色让人陶醉。

银杏的庄严、美丽让人敬仰，每每看到它结出的累累果实，都有种想种银杏的冲动。单位东边的胡同里有一座四合院，院里有一棵300多年历史的银杏树，有一次路过，看到有人采收银杏果，我也要了几颗回来，洗净果皮，顺手栽在花盆里。没想到第二年居然有三颗发了芽，长出细细的茎来，顶上有两片扇子样的树叶，这一年就这两片叶子，直到秋天变黄，飘落，树干变成褐色的木质，仿佛是插在土里的小树枝。来年春天树干竟然又长高约2厘米，新发出嫩芽。如此这般进入了第三年，小树苗长到半尺多高，毛衣针粗细，看来花盆是不适合银杏的生长。

为这几棵银杏树找一个落脚地点费了我好多的心思，最后选择了百望山森林公园。我们在碑林后的半山坡发现有一块空地，将杂草清理干净，把三棵小树苗栽了下去，并做好记号，定期从家里带水去浇灌。第四年春天再去浇水的时候，不知什么原因，只剩下两棵，但它似乎比以往更粗壮和坚强，新生出四五片叶子，虽然还比不上大银杏的一个枝杈，但我抱定有苗不愁长的态度，期待着小银杏树经历风雨后长大！为此还写了一首小诗以寄托我对它们的期待。"去岁三株银杏苗，花盆一隅开合悄。春来绿叶随风起，秋去黄幡逐日飘。树小依然尊圣道，成才必要历寒潮。寻得百望山阳处，星月明光伴朝朝。"

银杏是植物的活化石，但5000年前由于环境的变化，其他区域的银杏树都已灭绝，唯独我国保留下来，现在生长在世界各地的银杏都是直接或间接从我国传入的，是我国特有的资源。在20世纪90年代我曾在巴黎工作，周末常去伯特肖蒙公园（Parc des Buttes-Chaumont），那是个充满东方韵味的公园，常常有亚洲国家在那里举办各种各样的艺术展览。在林边的溪水旁就有一棵巨大的银杏树，秋天时黄艳的叶子十分耀眼，树上结满了杏黄色果子，熟透了的果子掉落一地，空气中弥散着银杏特有的臭味。有一次看到有几位国内温州来的同乡在捡拾果子，并在溪水里将烂掉的果肉洗去，每人都收获半口袋的白果。估计法国人

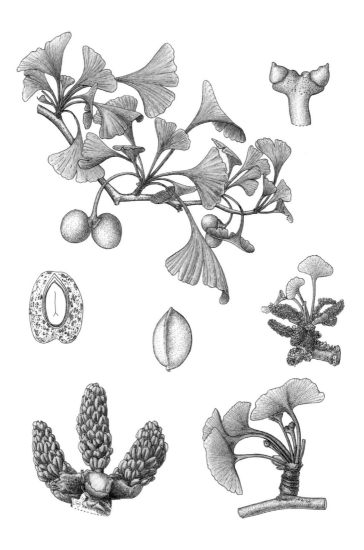

是不会理解我们捡拾白果的用途。当我们看到银杏树时便会产生对祖国的怀念，看到白果时更会联想到家乡的美味。

　　曾在江苏小住期间，听邻居泰兴人讲他们嫁女儿的习俗，娘家要用银杏树作陪嫁。在姑娘大喜之日确定好了，女方家就要忙着挑选好的银杏树，出嫁之日要将银杏树一起"移植"到婆家。银杏树承载了父母的心愿，一是希望女儿在新家里扎根，开枝散叶；二也是为女儿准备了一个小金库。银杏是"公孙树"，爷爷种，子孙收，从种下到收获需要 20 年的时间。女儿有了娘家陪嫁的摇钱树，后半辈子的生活就有了依靠。银杏传递着财富，也传递着一代代人的亲情和寄托。

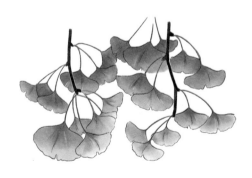

　　我母亲是成都人，我也算半个四川人。有一次回老家，表姐一家请我们吃饭，点了一道"白果烧鸡"。鸡汤鲜美，肌肉软嫩，白果软烂，还微带甜味。大部分的成都小吃我都尝过，唯独对这道菜不熟悉。她说，这是来自青城山道家的养生菜，传说青城山天师洞的道长常常吃白果烧母鸡，不仅精神矍铄，而且健康长寿，从此，"白果烧鸡"便成为一款特色名菜了，在四川非常流行。至于白果怎样才能炖到绵软呢？表姐是行家，她们一家开餐馆，会做菜。她说白果首先要在锅上炒黄，然后再与鸡肉一起炖，这样才能又软又烂，否则会很硬。这个诀窍大家以后不妨也可以试试。

　　李时珍在《本草纲目》中记载："熟食，小苦微甘，性温有小毒……其气薄味浓，性涩而收，色白属金。故能入肺经，益肺气，定喘嗽，缩小便。"古人常常以食银杏来养生。我曾跟餐厅的厨师学了一种简单的做白果的方法——微波炉烤白果，非常方便。每次取 7~8 个白果，先将白果用锤子敲裂，放在碗中，碗底加一点水，然后放进微波炉，高火 3 分钟，听到里面砰砰有响声，就可以了。这时剥去外壳和软皮，去掉苦心，果仁绿中带黄，晶莹透明，吃起来软软的，糯糯的，非常可口。

　　银杏带给世人的不仅仅是高大伟岸，明黄艳丽，它的身上还蕴藏着巨大的药用价值。我在 1992 年刚参加工作不久，在单位的学术讨论会上听到我所何教授介绍当时国内外中医药研究动态，讲到从 60 年代德国、法国科学家发现了银杏叶中含有抗血管收缩的物质，并从银杏叶中提取了黄酮类和萜类等化学物质，具有抗氧化、改善血流、提高记忆力的作用，成为治疗心脑血管疾病潜在药物，并进入了临床试验。这么多年过去了，银杏叶的提取物早已经成了临床上不可缺少的药物，对心脑血管疾病都有作用。

　　我曾与北京中医医院的小儿王的后人王应麟先生一起合作项目，对王老治疗小儿咳嗽的用药非常佩服。一次朋友带着孩子托我找王老看病，小男孩 3 岁，发烧 39℃后咳嗽，喉中有痰，曾输抗生素 3 天，仍咳嗽痰多，吃饭不香，两眼泪汪汪的。找到王老，王老就简单开了 8 味药，银杏 6 克、苏子 10 克、紫菀 10 克、白前 10 克、前胡 10 克、茯苓 10 克、浙贝母 3 克、枇杷叶 10 克。药不多，量不大，我非常好奇地问王老，为何要用银杏？他说肺为娇脏，孩子肺气尤为娇嫩，咳嗽必伤肺气。银杏敛肺气、补肺气，还能化痰止咳，对孩子最为合适。果真孩子吃了 7 副药后咳嗽就明显好转了，后来我也常用银杏治疗咳喘，不仅儿童，老人肺气不足时加上也有明显的效果。

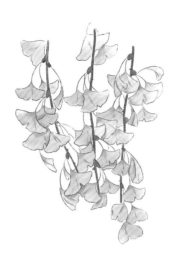

　　银杏还是美容的好药物，在《本草纲目》中记载"嚼浆，涂鼻面手足，去皶疱黑斑皱皱"。现在发现银杏叶、银杏根皮及白果中都有很多抗氧化的物质，能拮抗脂褐素的形成。在临床上看到很多中老妇女，她们很在意面部的黄褐斑和手上的老年斑，因此我也常常建议她们在秋天收集银杏叶片，用银杏叶煮水，用来洗脸、热水敷脸，在冬天煮水泡手泡脚，有防治衰老的作用。另外我还建议黄褐斑的病人每天吃 5 ~ 6 枚银杏，能改善症状。现在市场里也有很多含有银杏提取物的化妆品，它就是通过抗氧化作用在美白、祛斑、抗皱等方面发挥作用的。

　　银杏带给世界宝贵的财富，惊人的美丽，它厚重而庄严，精致而明艳，有跨越世纪的沧桑和阅历，有处事不惊的雍容和气度。我对银杏怀有一种敬畏，也还有一丝疑惑，这种雍容来自哪里？它的沧桑充满怎样的传奇？银杏留给世人太多的故事，还需要我们更加努力，去发现银杏的秘密。

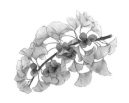

香艾赋

端午插蒲艾，禳毒避邪风。虎符雄黄痣，五色祭图腾。

常忆清明日，青团石臼春。悠悠香麦味，淡淡思情融。

仲夏沐兰浴，得时佩杜蘅。溪边青郁郁，田野绿芃芃。

医草名所至，辛温阳气生。芬芳除百秽，苦燥祛湿虫。

逐冷行经脉，助阳善暖宫。捣绒灸穴道，煎煮治疮痈。

熟热入肝肾，驱寒汤液蒸。温中调气血，内外显神功。

春艾浓香烈，陈年药力雄。有言兰艾异，我道赛芎䓖。

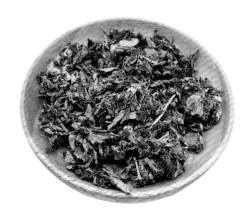

日暖香艾气如熏

—

艾叶

　　清明前与南方来的朋友小聚，特别选了江南特色的小餐厅，只有这样的餐厅才有当令的特色小吃——青团。南方人对青团有一种特殊的情怀，似乎没有青团的春天是有缺憾的，即使在北方，南味餐厅和商店也早早准备好青团出售。

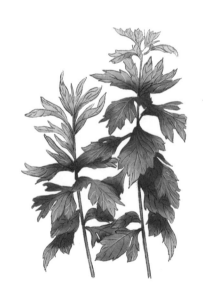

　　曾在江苏小住，三月中下旬，南方的田野已经春意盎然，油菜花开的遍地黄艳，桃花、樱花粉红一片，艾也长审得很高。邻居一家是南通人，早上出门时看到大姐已经外出回来，手里拎着一大篮子艾叶。我好奇地问采摘这么多艾叶做什么？她操着南方口音说，过节要做青团，要给儿子、闺女家都做一些。问我要不要做些？我不会做，当然乐得跟她学。

　　大姐采来的艾叶都是嫩尖，柔软清香。我去时，艾叶已经洗干净，满满的一大盆。火上烧着一大锅开水，先下锅焯熟，然后泡在凉水中放凉，是为了去掉土腥和苦涩的味道。搬来搅拌机，在艾叶里加水打成艾叶汁。此时的艾叶汁颜色深绿，有浓浓的草香味。然后将艾叶汁加入糯米粉中，将糯米粉湿润拌匀，洒在锅里的笼布上，大火蒸熟。关键是要趁热将蒸熟的糯米粉揉成糕。大姐一边蘸着凉水，一边揉面，直到这块糕变得翠绿有弹性，火候才到。最后像包汤圆一样，将早就准备的豆沙、芝麻花生馅料包好，上锅蒸熟。出锅的青团一下子变成了翠绿色，个个晶莹透明，闻起来清香扑鼻，吃起来黏软糯滑，苦涩中带点香甜，非常好吃。

　　艾为多年生草本植物，生长于山野之中，我国各地均有生长。五月端午前后，艾叶生长最为旺盛。北京郊区也有野艾的分布。前几年在端午前曾驱车百余公里到延庆的水泉沟采艾草，为家门口准备过节的蒲艾。那里位于大山深处，清静宜人。水泉沟是两山相夹的山谷，山谷中有清溪流过。溪水清澈，岸边杂草茂盛，野薄荷、胡黄连、益母草间杂其中。走进深处，远远就闻到艾叶的香气。

艾叶是群居的植物，一个地方只要出现一棵，往往就能繁衍出一片来。水边的艾草长的约有半人高，一根根密密直直地向上生长。深绿色的叶子没有一丝杂染，一片一片都那么精神抖擞。叶子的背面密布灰白色绒毛，风吹来深绿浅白间杂着。叶片约有手掌大小，如伸开的羽毛状散开。摘一片叶子，捻碎了，青草夹杂着艾蒿的香味直窜鼻子。艾草的根茎非常坚韧，费了好大的劲都折不断，直到借来当地人用的镰刀才砍下来。载着一捆青青的艾草，车里弥散着艾叶的香气，陶醉其中。

艾的香味来的太直接了，没有复杂的香氛和悠远的香韵，就是那么粗犷、不收敛，在阳光下浓浓地散发着熏人的气味，还夹杂着厚厚的土腥气味。想起在没有蚊香的年代，老人们会把成熟的艾草收割，或盘在一起。到了夏天傍晚，在屋子和场院中点燃，放出浓浓的烟雾，于是蚊子和虫蛇便不敢前来袭扰。记得小时候奶奶每次烧完艾草，屋子里的烟雾还没有散尽，我就提前跑进去深吸几口气，

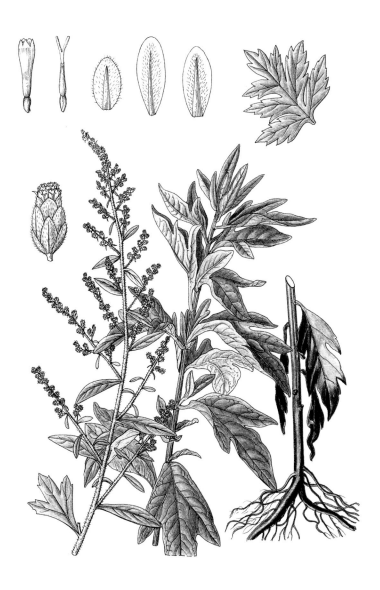

淡淡的艾烟很好闻。可不喜欢它的人将其称臭艾，常常将它与高贵的兰花香气相比，并用兰艾不分来比喻。当然心情高兴时，艾叶的味道则不同。苏轼曾任徐州太守，当年徐州大旱，他到兰溪的寺庙祈雨。果真灵验。他回到寺中还愿，心情自然非常的好，感觉到雨后天晴、阳光灿烂的日子如"日暖桑麻光似泼，风来蒿艾气如薰"。

薰人的艾叶还是端午时节用来防痱子的法宝。小的时候过端午节，奶奶都要为我们兄妹几个煮了一大盆的艾叶水。哥哥大了，不愿意泡澡，他站在澡盆里，奶奶用温热的艾叶水从头上浇下去。他一边胡撸一边搓澡，三下两下就要出去。奶奶惦着小脚，站在比她还要高的哥哥边上，着急地摁住他，一边从洗脸盆里舀水，一边说："别淘气，好好洗，艾叶能解毒，洗了就不长痱子"。我听奶奶的话，认认真真地洗，还问奶奶，哪里长痱子？奶奶指指脖子。我不仅自己使劲搓，还摁住弟弟，帮他也好好搓搓。也许真是艾叶的功劳，从小到大不知道什么是痱子，也没有发现兄弟们长过。

反倒是自己有了儿子，男孩子好动，他小时候居然围着脖子起了一圈的红疹。我婆婆心疼，着急地买来艾叶花露水，给孩子兑了一大盆温水。给儿子泡过澡后，又扑上痱子粉，痱子很快就消了。后来发现艾叶的产品可真不少，不仅仅有艾叶花露水，还有洗手液、沐浴液、驱蚊液，那自然都是来源于艾叶的抑菌消毒和驱蚊的功效。

我受很多学校邀请给学生做中医讲座，春天的第一节中医课我常常要讲《艾文化》。春天艾草生长旺盛，成为人们的盘中餐；端午前后又是采艾的季节，在《诗经·采葛》："彼采艾兮，一日不见，如三岁兮！"看来在久远的年代，美丽的姑娘也在采艾，那时采艾用作什么呢？在民间流传着"杏乃医家之花，艾乃医家之草"的美称，治病是它的主要用途。

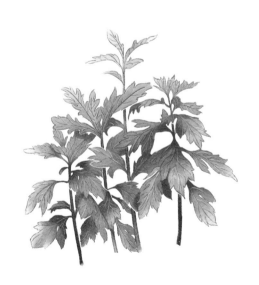

艾以叶入药，新鲜生艾晒干后避光储存，生艾叶就会慢慢老化。时间降服了艾的烈性，散去了艾的燥气，药性更温和，所以古人说："家有三年艾，不用郎中来"。陈艾是加工艾绒的原料，将陈艾置于石臼，反复舂打，除去了最后的生味，最终成为柔软如棉的熟艾，药性就成了热性。无论生艾、熟艾，其实它的最突出的特性就是在于它的温热。艾不仅仅是食品，也是药物，与我国的民俗和生活密切相关，还在预防疾病、治疗疾病中起着不小的作用。

艾的作用非常神奇。曾有一亲戚婚后多年不孕，过寒假回家特地来北京找我看病。一问她的症状是手脚冰凉，小腹冷痛，经量少，腰膝酸痛，舌淡苔白。一看就是气血不足，宫寒不孕之证。于是就给她用调经种子的艾附暖宫丸加减，在当归、川芎、白芍、熟地、黄芪、太子参等补气养血的基础上，加入艾叶、肉桂、菟丝子等暖宫调经的药物。嘱咐服用一个月后再联系。一月后，痛经明显改善。不到三个月来信惊喜地报告已经怀孕了！由于亲戚平日吃素，此时嘱咐她增加营养，给了她一个小秘方，艾叶煮鸡蛋，吃鸡蛋，喝艾叶水，暖宫保平安。

艾与灸自古就连在一起，从中医院的针灸科，到养生馆的按摩床，艾叶燃烧的气味透过门窗，飘散成一张特殊的名片，哪里有这种气味，人们就知道哪里有艾灸，哪里有中医。现在艾灸也成了中国家庭的常见保健方式，我自小脾胃虚，前几日吃了些生冷之物，腹胀腹泻，大便也不通畅，吃了不少药，作用不大。想起了艾灸，特地从网上买来简便的艾柱，在神阙、关元、中脘、足三里连灸三壮，顿时感觉一股暖流自外向内传导，熨帖了肠胃，那个舒服的感觉难以描述，诸证顿消。

艾叶也是皮肤科的好药。我的病人多是银屑病、湿疹，很多人是慢性病程，皮损肥厚、紫暗、瘙痒，在中医为寒湿聚结、寒凝血瘀之证。这一证候非得用温化寒湿的药物不能散其寒凝，而艾叶恰好具有这一特性。我常以生艾叶为主，配以红花、首乌藤等，水煎服后让病人泡洗。泡洗后，还常常嘱咐病人局部艾灸 30 分钟，借艾灸的温热驱散局部的顽湿，往往可以收到意想不到的效果。曾有银屑病女病人身上有掌心大的斑块，仅仅艾灸一周斑块就变软了，第二周坚硬的皮损就变软了。

　　艾草生于田野，却融入了中国人的生活，甚至带着烟火与针灸走向了世界，形成了独特的艾文化，这种文化的核心是温馨，是关爱，是守候，是热情。只要有艾存在的地方，火就会燃烧，火的光芒温暖着人们。

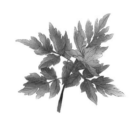

一斛珠·薏苡仁

嘉禾稻谷，水泽烟瘴生良黍，曾疑珠玉遭人妒。

却也无凭，百越珍奇物。

甘淡清香常果腹，三仁上下开决渎，利湿消肿淤浊肃。

内外兼施，入药蠲陈宿。

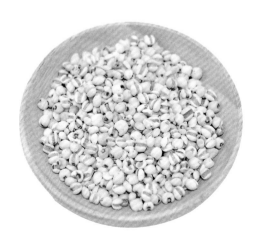

薏苡嘉禾珍奇物

薏苡仁

临近春节，家里将陈年积攒的东西清扫出来，竟然还发现半瓶薏米，这是我婆婆留下来的，竟然有七八年之久，虽然已经有很重的哈喇味了，但一股暖流涌上心头，好像家里又飘散着薏米粥的味道，仿佛看到了灶台上咕嘟着的粥锅，看到了厨房中忙碌的身影……

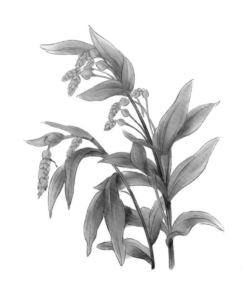

　　婆婆虽不认识几个字，但特别爱学习，喜欢接受新事物。我曾说过薏米能利湿、健脾、抗病毒、抗肿瘤……从此我家的粥里都少不了薏米。薏米有一股怪味，我和孩子都不爱吃，但我婆婆总能想办法加上一些辅料，如豆子、燕麦、大枣等，将薏米的味道压住，在不知不觉中我们也接受了薏米。老人买薏米的经验积少成多，每次从市场上回来，她总带回些新闻，谁家的米哈喇了，谁家的米便宜了，谁家的米掺假了……尤其她还能通过看一看、闻一闻就能判断薏米质量的好赖，不得不令人佩服。

　　随着对薏米的认识加深，不由得对薏米重新审视。薏米学名叫薏苡仁，还有苡米、苡仁，六谷子等名字。"薏"是来自薏米的形态，是莲子的意思，果实长得像莲子，正如人们常说的"莲薏"；而"苡"来自"以"的字形，表示分开后又包过来，正像薏米的外形。然而曾在英国的超市看到它，标签上写着 Job's tears，非常惊讶，想知道这个故事。西方人发现薏米中有一层红色的内壳，像极了流血的眼泪，将它与《圣经》中苦情的约伯联系起来。约伯笃信上帝，尽管他家破人亡，受尽磨难，失去家庭、子女、财富等宝贵的一切，然而用隐忍和忠诚来接受上帝的安排。西方将薏米赋予了泣血隐忍的意象，让人感到悲怆和敬意。

无巧不成书，在我国薏米的身上也背负了一段冤屈。《后汉书·马援传》记载了这个故事，东汉将军马援率领军队驻扎在交趾（今越南北部）的时候，常吃薏米来避瘴疫之气，他认为是个奇物，所以在率军返回京城时，带回满满一车，准备自己去种植。然而京城的达官贵人从没见过这种果实，还以为他带来了奇珍异宝，心里暗生嫉妒，在他战死沙场后竟诬告他在交趾贪污大量珍珠宝物。东汉光武帝居然也听信了谗言，把马援的封侯大印追收，还不让回京安葬，这是多么滑稽的冤枉！白居易曾写到："侏儒饱笑东方朔，薏苡谗忧马伏波"。

薏米是一种谷物，最近几年去了几次贵州，发现那里的很多地方都种薏米，当地人说他们薏米的种植面积及产量都是全国第一，可谓是薏米之乡。曾坐车从贵阳经安顺去兴义马岭河大峡谷，路过兴仁县，导游小章指着路边的稻田说，那就是薏米！十月份，薏米已经成熟，大部分地方已经收获，而田边还散落了几株遗落的薏米禾谷，它与水稻明显不同，长的不高，但很壮实，叶面宽大，叶间伸出几束稻穗，长得稀稀拉拉，有十来个分枝，每枝顶端只结出一颗米珠，上面有草色的外壳。使劲搓掉外壳，露出薏米的瓷白色，有清香的味道。

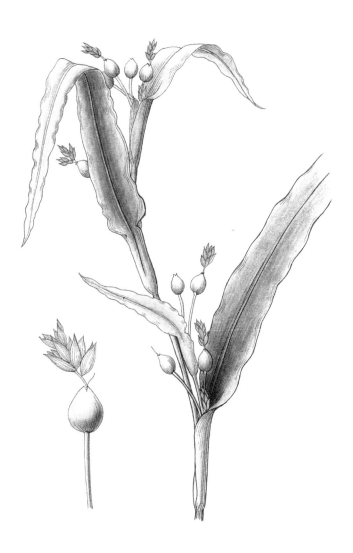

住在兴义县城，顺便去当地的市场转悠，竟发现这里薏米大小不一，品种多样。商家说本地产的是小薏米，老挝进口的是大薏米，还有红薏米、黏薏米等，价格各异。按理说大个薏米应该比小个薏米贵，可这里完全相反，小薏米比大薏米要贵很多。老乡说小薏米味道好吃，还有药性，而大薏米有一种怪味，主要用作食物。一听此言，我开始怀疑以往遇到的怪味薏米很可能就是进口薏米了。

薏米自古以来就是我国常吃的食物，宋代陆游一生爱美食，军旅生涯几乎都在蜀地度过，他"自计前生定蜀人"，对川蜀美味赞不绝口。曾感慨薏苡为奇材，写下《薏苡》一诗："初游唐安饭薏米，炊成不减雕胡美。大如芡实白如玉，滑欲流匙香满屋。"可以看出他是用薏米煮粥的，这也恰是他的养生观点，认为食粥可以长寿。晚年他隐居家乡山阴，曾到佛庵中小住，庵中只供应白粥，别无他物，便让他回忆起蜀地的薏米粥了，还向庵主介绍四川的美味，说得庵主馋涎欲滴，他曾写道"唐安薏米白如玉，汉嘉栮脯美胜肉"。看来蜀地的薏米粥给陆游留下了深刻的印象，要不然余生怎么念念不忘呢！

前几天与一位中国台湾朋友吃饭，就吃了一道薏米做的八宝饭。八宝饭扣过来上面是一颗颗如珍珠般的米粒，圆润可爱，再仔细一看，原来是薏米！这道菜很喜庆，晶莹如玉，甜甜蜜蜜，心想马上就过年了，想学一招。正好当晚饭店很冷清，在等车时便与厨师聊天，请教做法。厨师传授了一个招，说这个薏米需要提前冷水浸泡一天，铺撒在碗底；紫糯米、白糯米得用猪油拌好，当然还加上一些果子干，等蒸熟了，上面再撒上桂花酱即可。这碗薏米油润，甜香黏糯，颜色白紫相间，再配以五颜六色的果子干，上面浇上金黄色的蜜汁，好看也好吃。

薏米是常用的药食同源的药物，李时珍在《本草纲目》中记载薏苡仁："健脾益胃，补肺清热、祛风胜湿，养颜驻容、轻身延年。"经常有患皮肤病的病人见了我就问："大夫，我体内有湿，能不能常喝薏米红豆粥？"当然可以喝，但一定注意薏米有生、熟之分。薏米生用偏寒，利湿清热，而炒用则药性缓和，重在健脾。中医认为脾虚才生湿，不健脾而单纯利湿，效果往往不大。皮科老专家赵炳南先生"从湿论治"皮肤病的思想深入人心，赵老说过："善治湿者，当治皮肤病之大半。"认为湿疹、皮炎等疾病除了渗出、水疱是"湿"的表现，干燥、浸润、苔藓化也是湿邪停滞，日久化燥，肌肤失养的表现，赵老以治湿为本，有治湿六法，成为中医皮肤科的治疗指南，他在健脾祛湿中常用的中药就有生薏米、炒薏米、茯苓、扁豆、苍术、白术等药物。

生薏米治疗皮肤病具有利湿解毒的作用。赵老有一个治疗扁平疣的方子——紫蓝方，方中紫草、板蓝根、赤芍、红花、马齿苋、生薏米和大青叶。扁平疣是由于免疫力低下，感染了人乳头状瘤病毒，多发于面部、手背、手臂，表现为大小不等的扁平丘疹，青少年常见。多年前我曾用这个方子治愈了扁平疣病人，甚感神奇，因此组织中药室的人将此方开发成涂抹剂外用，发现其中关键的成分就是薏米和紫草，具有抗病毒效应。半年前我学生的一位表姐面部长了扁平疣，用了激光、冷冻治疗，反复发作，就托她来找我看。这个证属湿毒蕴肤，我就给她用的这个方子加减，生薏米用到 50 克，服用四周后皮疹全部消退。学生也非常吃惊，将病案详细地记录下来总结发表在杂志上。

薏米早在《本草纲目》中记载可以"养颜驻容"，内服外用都可以。我曾用它外用治疗面部疾病。有一位女性病人，皮肤脂溢，面部浮肿，时有痤疮，面色也暗淡无光，吃了不少药，痘痘虽然少了，但额头和鼻翼仍然油腻，面部浮胖。想要用外用中药，我就建议她先用我院的颠倒散，水调外敷，一周 1~2 次。其余时间用薏米粉 50 克、桑叶粉、荷叶粉各 10 克，用牛奶、蜂蜜调和后外敷面部，用了不到一个月，面部脂溢明显减轻，浮胖消失，脸色光亮。薏米含丰富的维生素 B，能使皮肤光滑，滋润肌肤，现在市场上就能见到很多薏米的化妆品，大家也可以DIY 自己做一做。

张仲景的《金匮要略》中有三个方子用到了薏米，其中薏苡附子败酱散就是治疗肠痈的方子，也就是肠道感染性疾病。我曾用这个方子治愈了侄女的痢疾。侄女 18 岁时曾患痢疾半月余，服用抗生素后查痢疾杆菌阴性，但大便还一直不成形，腹泻、腹胀，腹中隐隐作痛，喜按，身重乏力，舌胖大有齿痕，苔白厚腻。到西医院看过，建议吃中药。考虑她服用抗生素，药性寒冷，致脾肾阳虚，寒湿内停，浊毒不尽，我就用了薏苡附子败酱散加香连丸，其中炒薏米用到 60 克，加莲子 30 克。方中以生薏米利湿解毒排脓，败酱草清热解毒，祛瘀排脓，附子温阳散寒，香连丸清热化湿，行气止痛，莲子健脾止泻。连服三天后腹泻停止，腹中隐痛消失，嘱咐继续服完七剂，症状基本消除。

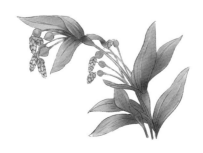

　　再看薏米，已经不是原来意义上的稻谷，它的甘淡、性寒，成为最富有药效的谷物。人们忘记了它背后的故事，但接纳了它的功效，并且不断将它融入了我们的生活。在白雪飘飘的北国，在江湖淼淼的南方，在稻禾葱葱的水泽，在黍苗芄芄的田间，它遍布祖国南北，生于乡间，长于田野，成为我们中国人特有的养生食物。五谷养人，薏苡何其贵也！

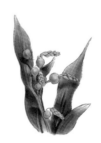

鹧鸪天·山楂

翠岭山坡映丹霞，红樱簇簇挂枝丫。

玲珑剔透引游客，醉人香酸惹雀鸦。

童叟爱，大山楂，消食开胃配麦芽。

山间野果多滋味，出入寻常百姓家。

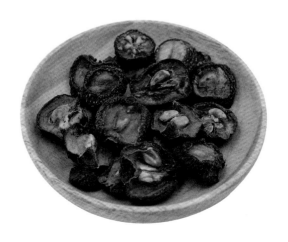

十月山楂红满园

山楂

霜降过后，路过北京郊区，山里的山楂喜获丰收，农民们将山楂切成片，整齐地晾晒在场地上，红红的山楂摊放在阳光下、小河旁、绿树边，仿佛能闻到空气中飘来的酸甜诱人的味道。秋风吹过，红彤彤的果子、清香的味道与五彩的山野、飘飞的落叶合奏成动感的乐章，让人迷醉在果实累累的秋季。

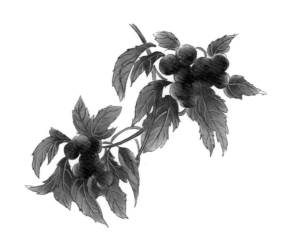

　　春天四五月份，是山楂开花的季节。枝头上伸出一束花枝，每一枝又分出五六个花蕾，当花蕾一起开放时，洁白皎洁，宛若烟霞，密密地点缀在翠绿的树叶间，堆云叠翠般艳丽。山楂开出的是小白花，花心淡绿，花蕊红粉色，如五瓣梅花般，远远地就闻到淡淡的味道。每一朵花在夏天就结出了绿色的小果子，到了秋天就转成红色的山楂果，一簇簇挂满枝头，沉甸甸的，飘出酸甜的清香味道。

　　每当北方山楂的收获季节，便会惦记着我在怀柔山里认识的山楂树。这些山楂树是村民家的，因为需要建设亚洲太平洋经济合作组织（简称 APEC）会址，他们的果园变成了绿地，留下原来的果树点缀风景。村民也都转行变成了护林员，每到这个时候还回来摘果子。有时我也能碰上他们，也去帮忙采摘，临走他们还送我一兜子的山楂。为了不辜负老乡的馈赠，我特地在网上查了山楂酱的做法，用了两晚上的时间将果子一个个用刀剜去果核，然后用小火将果子炖烂，放凉后再用料理机搅拌成泥。可一尝味道很让我惊讶，又酸又涩，果肉也很老，不好吃！后来才知道这个品种的确是山楂，也就是俗称的铁山楂。而做果酱最好用肉厚个大的山里红。

　　山楂别名红果子、胭脂果、山里红等，为蔷薇科植物山楂或野山楂的成熟果实。山楂与山里红也有不同，山楂多为野生，而山里红是山楂的变种，多为种植，结出的果子比山楂大许多。现在的山里红越来越大，前几天去市场，发现红果大的竟然赶上了乒乓球，价钱比苹果还贵，一斤只称了十几个！商贩说这是大绵球品种，果肉绵软，甜中带酸，生吃正好。旁边还有小一点的，这个红果很奇怪，每个果柄处都凸起一个咕嘟，揪果柄的时候都会带下一块果肉来，它的果肉沙沙的，酸中带甜。卖果子的大姐说那是歪把红，做冰糖葫芦、果酱最好。

山楂做的冰糖葫芦让人馋涎欲滴，现在一想起那酸甜诱人的味道，仍会忍不住买上一串。小时候老家的老百货大楼边有个副食公司，全城只有这个地方卖冰糖葫芦。七十年代饭都吃不饱，零食更是奢侈的愿望了。为了梦中的冰糖葫芦，每天就磨着奶奶要零花钱。奶奶没有工资，身边也就是买菜剩下的块儿八毛，我们兄妹几人都会惦记着。后来跟奶奶达成协议，每干一次活，就奖励1分钱。为了攒够一串冰糖葫芦的5分钱，我就抢着扫地、提水、倒炉灰……终于攒够了5分钱，不惜走两公里去买一根冰糖葫芦，那个时候冰糖葫芦就是我心中的梦想。

山楂，全国各地都有，而我老家的伴手礼中就有维多山楂果，是全国有名的零食小吃。山西绛县的山楂以大金

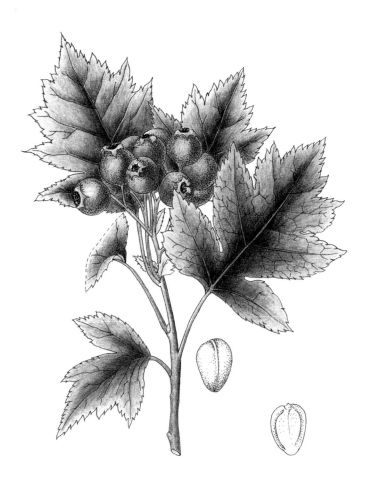

星驰名，皮红、肉粉果大肉厚，味道酸甜带香味，品质是相当好的。用它做的山楂蜜饯，酸甜恰到好处，肉厚味香，这种可口又健康的零食自然受到大家的欢迎。我发现每年的礼盒中的内容在悄悄地发生改变，以往只有山楂蜜饯、果丹皮、山楂片等，后来又不断丰富，配备了杏果脯、苹果脯、山楂软糖、杏软糖等，这些也都是当地出产，经过加工成了爽口的食物，得到了大家的认可，每年我必带一些回来，朋友们也都惦记着。

李时珍在《本草纲目》中记载，山楂"煮老鸭、硬肉，入山楂数颗即易烂。"记得我婆婆每每炖牛肉的时候，放几片山楂进去，肉会炖得很烂。很奇怪这个现象，可尝尝山楂仍然那么酸，估计是山楂中的微量物质能分解消化肉食。山楂除了帮助消化外，还能降脂、减肥、软化血管，因此山楂成了现代养生的一种时尚，经常能看到人们用山楂泡水喝，也有配以菊花、石决明、荷叶等，起降脂减肥的保健功效。

中药中有一个很特别的药物组合——"焦三仙"，它是由三味药组成，焦山楂、焦麦芽、焦神曲。所谓的焦并不是成焦炭状，而是外焦内黄。中医认为焦黄入脾，焦香醒脾，因此焦三仙是消食开胃的好药。这三味药是保和丸、健脾丸的主要组成药物，也是清宫中加减三仙饮的基础配方。想当年慈禧、光绪食积后感冒、咳嗽、没胃口，也要用这三味药，配上竹茹、半夏、陈皮等一起煎茶代饮，效果出奇，所以称为三仙。我儿子小的时候，爱吃红烧肉，有一次吃多了，又顶了冷风，出现发烧、呕吐、泄泻、舌苔厚腻。我就给他一天吃了两丸至宝锭，用焦三仙煎汤服用，代水喝，很快就好了，可见三仙名不虚传。

人人都爱吃的大山楂丸也是由这三味药组成的，只不过不是焦三仙，而是经炒制后入药的。大山楂丸也是我小时候特殊的零食。母亲当年曾创建了当地的药品检定所，负责检查中药厂生产的药品质量，抽检合格的样品，经常有剩下的，母亲就给我们带些回来，在当年那可是好东西呀，尽管是药，我们却当糖吃，一颗大山楂丸在口中反复咀嚼，直至满口生津，解馋又开心！

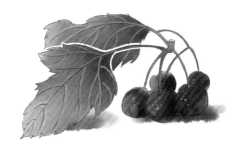

　　我们给小学生们开设中医课程，其中就有制作大山楂丸，受到了学生们的热烈欢迎。他们将炒山楂、神曲、炒麦芽三味药打粉、过筛，然后炼蜂蜜，与药粉混合、揉丸，很快就能做出像药店卖的药丸！孩子们制作成功后，兴奋的表情都写在脸上，他们发现中药如此简单，又如此有趣。好多孩子都不舍得吃，小心地包起来，说是要带回家里，送给父母。看到孩子们的表现，非常欣慰。这个课程不仅传播了中医，还让学生体会了中药的制作，让学生对中医药有了实际的触摸和体验，增进了他们对中医的了解。

　　山楂好吃，但不可食用过多。我记得大学暑假前的考试季，学习压力大，经常没有胃口，便和同宿舍的同学去学校门口小卖部买上半斤山楂糕吃。北京也叫它金糕，红亮晶莹，酸甜绵软，十分爽口。然而吃完了一块，仍然没有什么胃口。后来我看到别人做山楂糕过程，他们为了让口感酸甜适中，竟然按 1∶1 的比例加白糖！果丹皮、山楂片也是这样做的。突然明白了吃半斤山楂糕也就相当于吃了 125 克的糖，这样会使血糖保持在较高水平，自然就没有饥饿感。后来我经常告诉没有胃口的孩子，可以吃少量的山楂膏，但不能太多，否则不仅不会开胃，还会导致龋齿、营养不良、贫血等问题。

我的病人中很多是银屑病患者，尤其对于体胖的病人，我常常加入生山楂。学生们奇怪为什么用山楂这个药？其实银屑病不仅是个皮肤疾病，还与代谢异常有密切的关系，我们的临床研究发现，大部分久治不愈的银屑病病人多伴有总胆固醇、甘油三脂、尿酸的升高，这些特征在银屑病中属于痰饮湿邪，我提出了银屑病不仅仅是中医"血分"的病，还有"痰""瘀"在作祟，在临床上常常加一些活血化瘀、健脾化湿的药物，如生山楂、陈皮、苍术、茯苓、白术等药物，健脾行气以化湿，其中生山楂还能活血化瘀，在现代药理中有降低血脂的作用，适合银屑病这类慢性病的长期调养。

生山楂还具有活血化瘀的作用，是妇科痛经、闭经的良药。一朋友 18 岁的女儿，月经延后，经前腹痛，每次痛经需要服用止痛片才能度过。月经量少色黑，带血块。原因是曾于两年前经前游泳，之后每次月经时都发作痛经，月经量少，小腹冷痛。舌暗脉细涩。证属寒凝血滞。我给她开了艾附暖宫丸，并嘱咐用生山楂 30 克、生姜、红糖各 10 克煎汤，热汤送服丸药。一月后再见到她时，高兴地告诉我不再痛经，小腹也不凉了。其中的生山楂具有活血化瘀的作用，与艾叶、吴茱萸、生姜、红糖等药物配伍，暖宫散瘀，活血止痛。

　　山楂，来自山里的野果，既上得厅堂，还入得厨房，更能进得药房。没有高大的树冠，没有绚烂的花朵，也没有迷人的芳香，只是淡淡的素白；然而却结出累累的果实，以火红的颜色增添秋天的盛景，以酸甜独有的味道丰富着生活的滋味。它似乎还在传递着人生的哲理，"从容岁月带微笑，淡泊人生酸果花"。

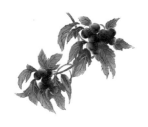

眼儿媚·咏红姑娘

灯笼红透入深秋，绛珠挂枝头。

风吹田野，丹霞染就，笼罩纱兜。

姑娘已解玲珑意，何必费思谋？

娇花颜色，酸苦滋味，善治咽喉。

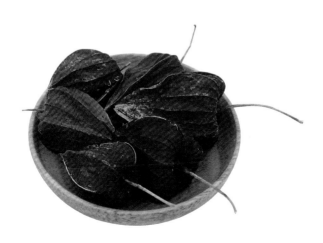

灯笼红透入深秋

锦灯笼

　　研究生一毕业我就来到研究所工作，独立承担的第一个项目就是锦灯笼的抗炎机制研究，从此与它结下了不解之缘，并深深地爱上这种植物。微信群里我的头像就是锦灯笼，很多人好奇地问我为什么用这个名字和头像，这自然与我的研究经历有直接的关系。

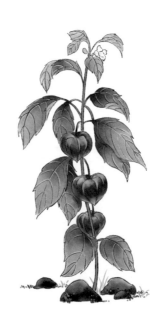

我一进入研究室就跟着老主任丁瑞研究员一起工作。丁老在研究所工作了 30 年，与医院的老大夫们很熟，经常跟着名老中医看病抄方，整理名医经验。他发现儿科有位老大夫爱用锦灯笼治疗咽痛、发烧，疗效很好，就与中药化学研究室的何大夫一起研究，最终从中提取了酸浆苦素 B，并制成了注射剂。儿科的温振英老大夫用锦灯笼注射液在临床上观察治疗了 190 多例儿童上呼吸道感染，无论是病毒性还是细菌性引起的感染、发烧、咳嗽，有效率能达 90% 以上。然而在基础研究中却发现，锦灯笼提取物对常见的引起急性扁桃体炎的细菌几乎没有抑菌效应。这一结果让当时的研究陷入困境，让丁老久久不能释怀。

当丁老提到锦灯笼的研究时，忽然问我能不能继续研究下去，我恰好做炎症研究，认为比较容易入手，为此专门写了一份标书，申报了北京市卫生局的青年基金，没想到课题居然被批准了。在研究中经历了很多坎坷，但最后发现了它对中性粒细胞和巨噬细胞具有抑制作用，是一种很好的抗炎药物。这一研究不仅解释了锦灯笼的作用机制，还获得了科技成果奖励，也因此与锦灯笼结下了不解之缘。

提到锦灯笼，认识的人不多，但提到它的别名：菇娘、菇蔫儿、花姑娘、灯笼果、红姑娘……大家一定会哑然失笑,原来就是它呀!北京人管它叫菇蔫儿,可能是"菇娘"后加了儿化音,就成了"菇蔫儿"了。原是一种乡间的野果,现在也成了北方的时令水果了。每到夏末秋初,路边常常有人推着车叫卖,车上装满了黄色、红色的菇蔫儿。卖果子的人为了有个好买相,常常要把外面的泡泡给去掉。成熟的果子圆圆的,甜中带一点土气儿味道,中间有很多小籽,像圣女果,但水分很足,吃起来别有风味。初秋天干气燥,人们容易上火,咳嗽嗓子疼,吃点菇蔫儿,可以解毒止咳。

北方地区有很多地方都有野生的红菇蔫儿,红菇蔫儿是一年生草本植物,可长到半人多高。初夏时叶子翠绿,如桃心形,花萼从叶腋部萌发,呈现五瓣灯笼状,灯笼骨架微微张开,棱间有网状的细纹,顶端渐尖,没有合拢。从中挤出一朵喇叭花样的浅紫色的花朵。花朵凋谢后,灯笼中结出一圆圆的浆果。没有成熟的浆果是酸苦的,连叶子也是苦的,所以它的学名叫酸浆。等到七八月份,花萼从青色变成了深黄、橘红色,这时果实成熟了,也勾起了孩子的馋瘾。山里的孩子们总会成群结队地上山,一边摘,一边吃,一边玩。妇女们也在农闲时,到山上采些红菇蔫儿回来。果子连吃带卖,卖不完的就穿成串,挂在房下晒干,留着冬天吃。剩下的花萼还可以卖给收药的,赚点零花钱用。

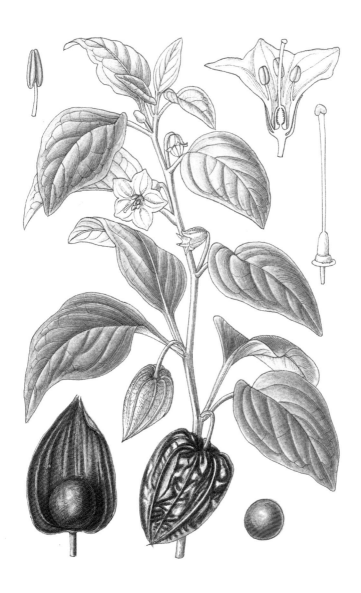

秋天时节，菇蔫儿的叶子都落了，一串串的浅黄、桔红色的灯笼挂满枝头，在秋风中摇曳，非常夺目。深秋时，灯笼的花萼完全被风干，网子中间的薄片碎裂，随风飘落，只剩下花萼上网状脉络，形成一个镂空丝络，中间挂着一个红彤彤的果子，晶莹动人，玲珑剔透，此时的美丽和精致让人震撼，好像红姑娘、花姑娘的名字都有些土气，用什么样的名字能形容它呢？丹朱、绛珠、王母珠、洛神珠……似乎只有这样才能配得上它的美丽。

在词人眼里的红姑娘又是什么样子呢？清朝著名词人纳兰性德到元朝金殿遗址游玩，此时的金殿历经了两个朝代，早已不复存在，仅留有残垣断壁。他记得明朝时曾有人记录了金殿前的丹墀间长满了红姑娘，描写得非常可爱。可他所见的只是遍地野草，昔日的红姑娘不见踪影，由此引发了词人的家国惆怅。于是写了一首《眼儿媚——咏红姑娘》："骚屑西风弄晚寒，翠袖倚阑干。霞绡裹处，樱唇微绽，靺鞨红殷。故宫事往凭谁问，无恙是朱颜。玉墀争采，玉钗争插，至正年间。"

估计与纳兰同行的还有一些诗友们，其中严绳孙也写了一首《眼儿媚》："珊枕寒生夜来霜。犹自可人妆。绛仙呵手，红儿偷眼，斜倚纱窗。伤心合是樱桃侣，零落郑家香。生生长共，故宫衰草，同对斜阳。"红姑娘无意间领略了世事沉浮，朝代盛衰，衰草残阳留下了无奈的身影。

　　诗意的红姑娘，平凡的锦灯笼。人们关注的是它的果子，而我对它的花萼却情有独钟，它就是我的锦灯笼。我办公室里存放最多的不是菊花，也不是金银花，而是锦灯笼。平时只要嗓子疼，立刻开水泡上几个花萼。沸水冲滚下，橘红色的花萼慢慢展开，浸出黄黄的汁液，散发出淡淡的苦味。谁会想到这么漂亮的颜色会有这种味道？喝过锦灯笼的人都会说：苦哇！它的确有一种不同寻常的苦。我喝的时候一定要将药放温了，达到一次能喝完的程度，否则等到回过味来就难以下咽了。但是应了"良药苦口利于病"这句话，只要一天两次喝下去，第二天嗓子准会好。这已不只是我的经验，很多中医大夫们都这么用。我的经验是初次泡锦灯笼时一定不要超过三朵！否则那种苦味会终身难忘的。

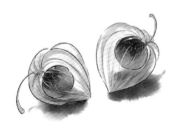

前不久老朋友唐老师来我这里看病。见到她时，面色疲惫，精神不佳，说嗓子疼、浑身酸痛。一摸脑门发烧了。检查扁桃体肿大，有脓点。我建议她休息、吃药。可是她已经安排第二天一早出差，行程也不能改变，只能带点方便的药物和简单处理一下。我马上给她耳尖和两食指的少商穴放血，然后给她泡上3朵锦灯笼外加一小撮菊花，浓浓的一杯，让她服用。并嘱咐她喝完茶后就含上冰凉的薄荷含片，一是减少苦感，二是薄荷清凉利咽，也减少咽部充血。第二天早上她在火车上给我发信表示感谢，说已经不发烧了，咽痛也明显减轻。在明代赵学敏所著《本草纲目拾遗》中早就指出："天灯笼草（即锦灯笼）主治虽多，唯咽喉是其专治，用之功最捷。"

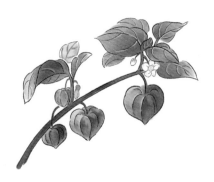

几日前，单位小陈的孩子患疱疹性咽颊炎，发烧39℃，舌头、咽颊起疱疹，红肿疼痛。烧了三天后，体温下来了，但疱疹成了溃疡，孩子疼得吃不下饭。心疼孩子，小陈心急如焚，寝食难安。我立刻就想到了锦灯笼，想到锦灯笼注射液治疗疱疹性咽颊炎疗效很好，现在是感染后期，抗炎尤为重要。于是抓了一把锦灯笼，建议他将锦灯笼煮水，浓缩；然后用浓缩的汤药泡一把新鲜薄荷，放置温热后加一大勺蜂蜜，让孩子慢慢漱口，然后咽下汤药，这样薄荷能让口感清爽，蜂蜜促进创面愈合，一天反复多次。孩子口腔溃疡会明显减小，疼痛也减轻了。

我在一次会议上还了解到锦灯笼有外用的新用途。河南中医研究院在十二五科技攻关项目发现有很多内服中药具有外治的作用，其中锦灯笼就可以外用治疗湿疹和疮疡。我了解锦灯笼的抗炎作用，仔细一想，应该与治疗皮肤病的机制一致，也在临床上试了一试。一位近30岁的杨先生，自小患非特应性皮炎，近期加重，皮损泛发全身，皮肤粗糙、瘙痒，尤其肘窝、腘窝皮损严重。一直外用激素治疗，难以控制，因为想要孩子，前来看病。由于吃了很长时间的中药汤剂，有了抵触情绪，希望吃中成药，还不想抹激素。总之病人的要求很多。我想到了锦灯笼，就在基础治疗之外，建议病人在药店加工100克锦灯笼药粉，用香油调制外敷。先让他在肘窝处试一试，确认没有刺激后大面积使用。没想到一星期后病人复诊说感觉很好，皮损明显减轻。看来锦灯笼还有很多功效需要我们去挖掘。

锦灯笼，虽然有那么多美好的名字，但仍然是一株山野的小草。它栉风沐雨，含辛茹苦，护佑着一颗丹霞明珠。虽然有浓浓的苦味，但却解救了病人的疾苦。它美丽的外表、独特的苦味似乎要告诉人们它所蕴含的价值，一片丹心，一份苦心究竟为谁而来？秋天，它高高挂起，点燃那盏灯笼，用红彤彤的笑脸来回报人间的期待。

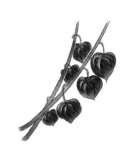

江城子·酸枣仁

棘刺丛中米花香。荆条黄，遍山冈。

春夜无言，宝物暗中藏。

风雨飘飘入半夏，珠带彩，玉添妆。

红酡难掩酸味长。去皮囊，效才彰。

枣仁安眠，五脏自相商。

柏子茯神同入药，平悸动，定彷徨。

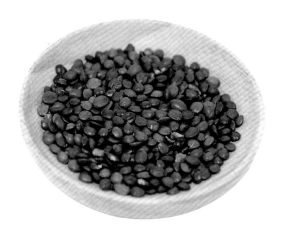

荆棘丛中酸枣香

酸枣仁

秋日我在京郊小住几天，闲暇时沿小路绕着山梁一直走到凤凰岭。山里的天格外蓝，山风吹来，树梢的残叶刷刷作响，山谷里的落叶翻卷着四处飘落。向树林里望去，忽然发现路边有很多酸枣，在秋日的阳光下，如小红灯笼般炫目，清冽的风中似乎闻到了酸枣的香味，怎能不摘一些回去？！

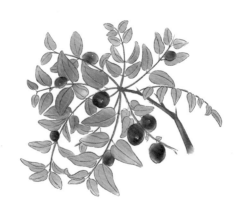

酸枣都已熟透晒干了，只有薄薄的一层红皮和贴在核上一点点果肉，吃一颗，酸到心里，但也有一种爽快的感觉！我小心翼翼地摘了小半口袋，担心压坏了，一直托着口袋兜，带回给儿子吃。没想到他尝了一口，说太酸了，没什么可吃的。真让我意外，这酸枣可是我儿时的美味！想当年我上小学的时候，有个老乡卖野酸枣，三分钱一小杯，五分钱一大杯，每次我只舍得买三分钱的，当老乡盛酸枣时，眼巴巴地看着他，指望多给几颗。就这一小杯酸枣，能让我们几个小伙伴一直吃到牙倒、腮帮子胀、满口生津，才意犹未尽地回家。

酸枣在北京西山这一带特别的多，这里是燕山山脉的余支，也是我上大学采药的地方。我们中药课有野外实习，暑期还没结束提前开学去阳台山采药。8月份的时候酸枣青中泛白，白里透红，是最好吃的时候。在采药的时候我们经常被酸枣拐跑了，又是钩枝、又是摇树，免不了被刺扎一下。好不容易才摘一口袋。一边走，一边吃，薄薄的枣肉，酸里透着甜，甜里透着香，小小的酸果子让我们开心不已！

有一天，在摘酸枣的时候，我的食指突然被一个东西刺了一下，火烧火燎的，疼得直钻心，恨不能咬掉手指头。这时候老师过来，他看了看我的手说这不是刺扎的，是杨喇子蜇的！然后用木棍掀开了枣树叶，一只嫩黄色的毛毛虫趴在叶子背后，颜色鲜艳，全身都是刺。自此有了"一朝被蛇咬，十年怕井绳"的心结，以后的十多年里我都没有再碰过酸枣。

20世纪80年代初来北京上大学，亲戚来看我，给我带来一块酸枣面，又香、又酸，现在想着口中都酸水直冒。好奇怎么把酸枣上那点黏黏的、贴在核上的果肉磨成面的？有一次全家去野三坡玩，住在当地的农家乐老王家，他就会做酸枣面！老王跟我们说，做酸枣面得在十冬腊月才能开磨，把干透的酸枣倒在石磨上，先碾去核，再把剩下的酸枣皮反复辗轧，直至碾碎成面。只有在大冬天，酸枣面才不粘，能用筛子过箩。最后把筛好的酸枣面放在盆里，压平压实，等天一热，酸枣面就会变得又潮又黏，会结成大块大块的酸枣面，可以切着吃。后来再见到酸枣面，感受到的不仅仅是酸甜之味，还有来自深冬的寒冷之气。

春节期间逛平遥古城，在街头竟然与酸枣面邂逅，见到酸枣面，仍然禁不住诱惑，垂涎欲滴，急切地买了一块，尝起来果真是当年的滋味！想也不奇怪，酸枣是山西、河北、山东、东北等地常见的野果，山岭沟壑到处都是，吕梁、晋中山中无污染，散发着天然的风味。

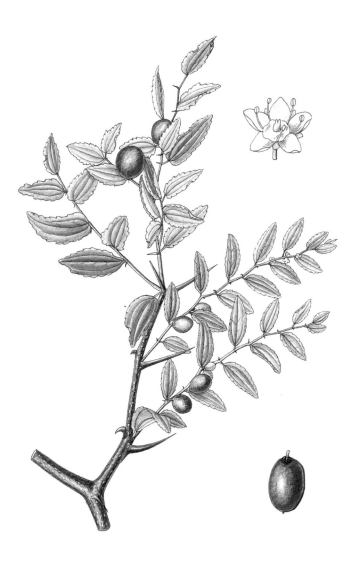

野酸枣是鼠李科枣属植物，在华北到处都是，尤其遍布太行山脉。酸枣是灌木，花苞如小米粒大小，6月份开出一串串黄绿色的小花，有一股甜香味，也是蜜蜂喜欢的味道，这个时候也是放蜂的人忙碌的时节，追着枣花的开放，带着蜂箱在各个山地间辗转迁移，所酿的蜜就是我们最常见的枣花蜜，其中漫山遍野的酸枣花就是主要蜜源。渐渐的，小花落去，结出青青的圆果，不断长大，到7~8月份，青涩退去，变成青白的玉色，然后一片红晕飞上脸颊，渐渐红透了整个果子，这时的果子最好吃，虽然还是酸，但透着一丝丝的甜。

酸枣是时令野果，吃鲜果的机会不多，吃干酸枣的机会也不多，而用的最多的却是酸枣仁。以前上中药课的时候，老师讲到酸枣仁的加工时，突然问大家，怎样才能用又快又简单的办法将枣仁和碎皮分开？大家七嘴八舌，手工捡、簸箕簸、机器分……说什么的都有。老师笑眯眯地看着我们，不做一声，直到大家将能想到的办法都说了，老师才说出答案。原来我们的药工很聪明，将酸枣仁在石碾上碾碎后，将它们一起倒在水缸里，奇迹就出现了：核皮重，就会沉到缸底，而核仁轻，就会飘在水面，这样用大笊篱一捞就搞定。这一招实在让人佩服我们前辈的智慧。

现在加工酸枣仁再也不需要用石磨了。石家庄附近的很多地方都做酸枣仁加工生意，成了全国最大的酸枣仁加工基地，有一条龙的机器加工流程，有洗枣剥皮机、枣核去壳机等专门的机器。30 斤左右的新鲜酸枣加工出一斤酸枣仁，这样来算一笔账，新鲜酸枣 2 ~ 3 元一斤，酸枣仁的价格是 140 ~ 150 元一斤，成本只有 80 元左右，效益是相当不错的。自然酸枣仁入药价格也不低，通常用量在 30 克，七副药下来价格一下子就高了上去。因此每当有自费或者经济困难的病人用酸枣仁，我常常建议他们去药店或超市配 6 克炒枣仁粉，配着汤药服用，既便宜又有效。

李时珍在《本草纲目》中记载："酸枣仁熟用疗胆虚不得眠；生用疗胆热好眠，生熟之用截然不同。"但现代研究发现，酸枣仁无论生用、熟用，其中的酸枣仁皂苷含量都是一样的，都有安眠的作用。京城四大名医之一的施今墨老先生善用酸枣仁治疗失眠，对心血不足的失眠是以生枣仁、炒枣仁各半一起入药的。后来有学者研究生、熟合用的酸枣仁为什么会有效，发现合用的煎煮剂中斯皮诺素和酸枣仁皂苷比单独生用或熟用的含量都要高，看来不得不佩服名医的经验，他们通过日积月累的实践发现的规律，需要人们去探索和揭示其中的道理。

酸枣仁治失眠是大家都知道的。然而中医对失眠的认识与西医是不同的，失眠是魂不守舍的一种表现，如明代著名中医张景岳所记载："魂之为言，如梦寐恍惚，变幻游行之境皆是也。"在《黄帝内经灵枢·本神》中记载"肝藏血，血舍魂"。因此中医认为肝血不足，则魂不守舍，加之阴虚生内热，常常会出现虚热、心烦、心悸不安等症状。平时用脑过度的白领人群多见此症，由于工作压力大、思虑过度、加班熬夜、耗伤阴血，会引起心慌、失眠、心烦等症。酸枣仁汤正是为此证而设立，治疗肝血不足、阴虚内热而致的失眠，配伍简单，炒酸枣仁 15 克，甘草 3 克，知母、茯苓、川芎各 6 克，临床上加减治疗非常有效。

酸枣仁常与其他药物一起配伍疗效更好，它与柏子仁也是一对很好的药对。张炳厚教授自拟了二仁安寐汤类方，以炒枣仁、珍珠母、紫贝齿各 30 克、柏子仁 10 克为基础，养心安神，配伍其他药物治疗不同证候的失眠证。我曾以此方为基础治疗一位 67 岁男性病人，曾长期失眠，一直服用三种安眠药。离休后一下子不适应退休生活，出现心悸不安、夜间盗汗、手足心热、心烦易怒、时时欲哭的症状，舌苔厚腻，脉滑数。辨证属心阴不足、心肾不交。我就用二仁安寐汤为基础，以白芍、阿胶滋阴补血以生水；黄连、黄芩降火以除烦，交通心肾；加党参、麦冬、五味子、炙甘草、生牡蛎，养阴敛汗，病人服用一周后夜间出汗减少，仍然心中惴惴不安，嘱另外加琥珀粉 3

克冲服，镇心安神。三诊时精神状态明显好转。后来病人记住了琥珀粉，逢人便夸这个药。其实没有酸枣仁、柏子仁的功效，何谈琥珀粉呀！

听过一首儿歌，读起来真觉得美，仿佛听到了孩童清脆的声音："秋天的大山里真美，红红的小灯笼到处悬垂，伸手想去摘一只，尖尖的小刺再把你护卫。扎一下我不后退，欠起脚来我不嫌累，一个个小酸枣捧在手里，欢喜的我呀笑弯了眼眉。捏起一个小酸枣，挡一挡留在嘴边的口水，要没有点儿大山的性格，还真尝不到这酸甜的野味。"听着儿歌，心里笑了，口水也流出来了。

酸枣，漫山遍野的荆棘野果，生长于秦晋之地、燕赵故国、齐鲁之滨，不着一分艳丽，不带一点浮华，在秋风中以红红的果肉包裹着圆圆的果核，中间藏着一粒扁扁的果仁，它用甘酸的味道，将浮越的心神收敛回来，将烦躁的心绪慢慢抚平，将脑海中的梦魇扫去，静静地将人带入甜美的梦乡。想着酸枣仁，我的心也静了……

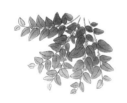

冬

七律·党参

上党接天仙客来，紫团鬼盖曾为开。

久无踪迹人难觅，乱世诸参山谷哀。

名正百年入典籍，存身几度登高台。

平和悠缓真君子，补中益气是良材。

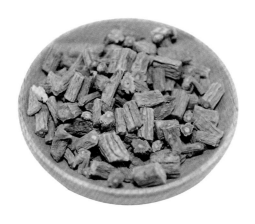

上党诸参费疑猜

党参

　　2018 年初原国家卫计委食品司将增加党参、肉苁蓉、铁皮石斛等 9 种中药为药食同源的植物，从此党参名正言顺地成了日常的滋补之品。其实我们早就将党参当成盘中餐了，住家附近有个火锅店，入冬来家人爱吃涮羊肉，尤其爱吃滋补火锅，底料中配有当归、豆蔻、草果等香料，还有一根肥嫩的白条参，再加上葱姜等调料，煮开后满屋

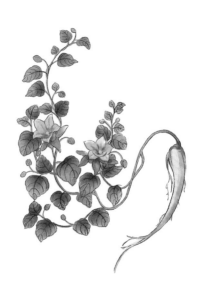

子飘散着中药的芳香，基本闻不到羊肉的腥膻。吃完后先生觉得不吃这根参有点可惜，夹来尝尝，吃惊地说："这参怎么有点甜，是不是假参？"这当然是参，但不是人参，而是地道的党参！

有一次回北京中医药大学开会，去早了，顺便到博物馆三楼参观。那里有一棵巨大的党参标本，细细的藤蔓缠在一起，突出的就是白色粗壮的根，有擀面棍粗，长约两尺，比旁边生长了六年的人参要大十多倍。它的特征太明显了——"狮子盘头"，在根的头部有一圈出芽的地方，一个个凸起形成如狮子头样的顶端。在根茎下还有密集的横纹，饮片切开的断面有致密而且放射状的纹理，围绕着中间淡黄色木质部，形成典型的"菊花心"。这个标本不知来自何处，但从特征上看似"潞党"。

潞党自古就是党参中最好的品种，是山西的道地药材。我公公曾在测绘队工作，常年在山西的大山里奔波测量，到长治的黎城县时，正好看到当地人加工党参。秋末是党参收获的季节，他们从地里挖出党参后，将它们冲洗干净，晒在箩筐里，趁着温煦的阳光，凉爽的秋风，很快就会将根皮晒得皱缩起来。这时村里的老婆婆们三三两两地坐在筐箩前，一把把地抓过党参，握住党参的芦头，从头至尾向下反复揉搓。我公公很好奇，问她们为什么要搓党参呢？老婆婆说，不揉搓，皮和肉就会分开。这其实是中药加工的一道工序，经过揉搓，党参的根叉被捋直了，根部的空隙被浓稠的汁液所充满，也因此变得柔软而又滋润。

甘肃定西的渭源地处黄土高原，适宜党参生长。曾在甘肃开会，遇到兰州中医学院的李老师，聊天中得知他老家就在定西，家里种了很多的白条参！他跟我滔滔不绝地讲起种党参的事。每年初春家里种下党参苗后，壮劳力就可以进城打工挣钱，党参长到 3～4 年就能收获，不太费人力，收入还不错，一举两得。他们的白条参是 20 世纪 60 年代从山西引种的"潞参"，在甘肃遇到了合适的气候，长得白白胖胖。每年入冬前收获，将党参用细铁丝穿起来晾晒。听他兴奋的话语，再看他手机上的照片，感受到党参给他家乡带来的收益，也感受到党参带来的特殊风景。西北灿烂的阳光照在一排排白色党参上，蓝天、黄土、白参相互映照，景象颇为壮观。

党参不是日常的观赏植物，城里人很少见过它的身影。它是桔梗科植物，与藤本植的牵牛花相似。去西北旺的药用植物所，你会在那里发现党参的身影。

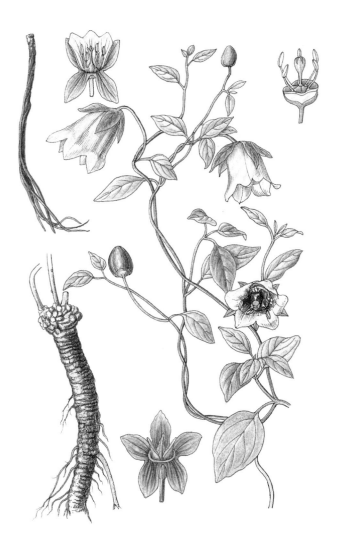

党参的藤蔓从根部起缠绕在一起，叶子如心形，攀援在周边的树干上向上生长，还不断有新的枝蔓伸出。掐一枝嫩茎或一片叶子时，会流出白白的汁液。每年七八月，蔓茎上挂满了铃铛一样的花苞，深绿浅绿，状如圣女果。阳光洒在林中，成熟花苞吸足了露水竞相开放，外面的绿色花萼突然裂开五瓣，将包裹的淡绿色花苞吐出，花苞伸出，又绽放五朵花瓣，花朵如钟铃般挂在枝头。花朵娇嫩，花瓣上有淡淡的紫色纹理，如蕾丝般纤细。一串串的铃铛花挂满枝头，迎风摇曳，在夏日的清晨，肃穆而清新。

党参入药是很晚的事，它的出现只有 260 年的时间，而且是冒名顶替而来。党参出自上党，上党就是秦时的上党郡，隋代将其改为潞州，即当今的山西省长治县及黎城县一带。在东汉许慎《说文解字》中专门对"参"字解释："参，人参，药草，出上党。"后世的晋朝陶弘景的《本草经集注》中也记载："人参出上党山谷及辽东。"这一记载让人们大吃一惊，居然那个时代上党地区也出产人参？那陶弘景眼中的人参是什么样呢？他记载既有"形长而黄，状如防风，多润实而甘"的党参，又有"三桠五叶，背阳向阴"的人参，这两种是不同的植物特征，前者如桔梗科的党参，后者则是大家熟悉的五加科人参。这种描述让人疑惑不解，到底上党产的是哪种参？

　　唐代诗人韩翃曾写过《送客之潞府》一诗中提到"佳期别在春山里，应是人参五叶齐"。想到与客人在潞州分别的时候，正是此地山中人参生长茂盛的好时候，五叶人参也是生长六年以上的人参，可见当时的潞州生长着五加科人参！而究竟何时潞参从五加科的人参变成了桔梗科的党参的？明代李时珍《本草纲目》中写得清楚："上党今潞州也，民以人参为地方害，不复采取，今所用皆是辽参……今潞州者尚不可得，他处尤不足信矣。"看来合理的解释是潞州山中曾产人参，但野山参过度采挖，已经绝迹，所以牟利者用党参、防风、沙参等类似棒槌状的根来冒充人参。潞州都没有人参了，其他地方的参更不足为信了！

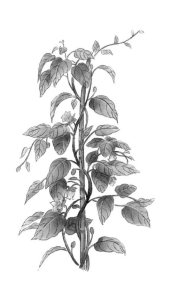

　　半是欣喜，半是遗憾，遗憾的是潞州野生的人参都已绝迹，欣喜的是上党还有"党参"在延续，于是在五加科上党人参濒于绝迹之时，当地人继续将目前的党参冠以"上党人参"之名，流行于市，直到乾隆年间吴仪洛认识到这一问题，才在《本草从新》中将其作为党参而单独列出来。他对此药物评价道："甘平清肺，并非等于真正党参，确有补益。"从此党参第一次名正言顺地登上了历史舞台，终于成为一种独立的药物。

　　虽然历史上有关人参、党参的争论很多，有人说古之人参就是现今的党参；也有说人参、党参各异。但无论争端如何，党参和人参虽是截然不同的两种药物，但还是有千丝万缕的联系，都是补气的重量级中药。

　　党参是临床上常用的药物，具有补中益气的作用，适用于脾肺气虚之证，临床上对气短、乏力、纳差、腹胀、大便稀溏等症状有很好的改善作用。著名的方剂就是四君子汤，原方的组成是人参、白术、茯苓、炙甘草，现在党参仍旧代替人参为君，补中益气；白术健脾燥湿；茯苓健脾渗湿；炙甘草甘缓和中。四味药物药性平和，扶助正气，恰如"梅、兰、竹、菊"四君子。

　　由于脾胃为后天之本，四君子汤就成为补气第一方，

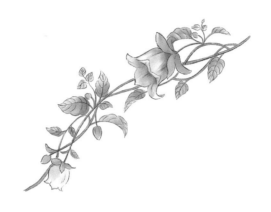

在此基础上演化出很多方子，加入了一味陈皮，就成了"异功散"，具有健脾行气的作用；加入了陈皮、半夏二陈汤就成了六君子汤，就有了健脾化痰的作用；加入补血的四物汤，就成了八珍汤，具有气血双补的作用；加上炒薏米、砂仁、白扁豆、山药、陈皮等就成了参苓白术散，就有了健脾利湿的作用……总之这些方中党参的作用是不可或缺的。

　　我们老所长危北海先生是中西医结合治疗脾胃病的创始人，一生研究脾虚证，善于治疗脾胃病。刚到所里工作时跟危老出门诊，遇到一位患慢性萎缩性胃炎的男性病人，有脘腹胀满、胃脘嘈杂、不思饮食、大便稀软等，他常以健脾益胃、活血解毒为治则，以四君子汤健脾益气，加益胃汤（麦冬、生地、玉竹、沙参）养胃阴，黄连、土茯苓、白花蛇舌草等利湿解毒；丹参、三七粉活血化瘀。危老的方药用量大，其中党参用到了 30 克。我随诊两个多月，不仅病人的症状明显改善，而且意外的是他脖子后有一块巴掌大持续了十多年之久的神经性皮炎竟然消退了！这一变化让病人激动不已，每次来都翻开领子让我们看。这一临床效果也给我留下了深刻的印象，也更加印证了从"湿"论治皮肤病的道理。

邻居宋大姐家是长治人，老伴丁先生 70 多岁，有肺气肿病史，恶寒怕冷、气短乏力、面色萎黄、舌苔白厚，入冬易感冒，常引发咳喘，严重时要住院。她带着老伴找我问问怎么调养。根据丁先生的症状，属脾肺气虚。聊天时宋大姐说起她家中有不少老家的党参，我说正好对症。由于是慢性病，我就给病人开了一个膏方，以六君子汤、玉屏风散为基础加减，其中党参、黄芪各 500 克、炒白术 150 克、防风、茯苓各 100 克，陈皮 30 克、生姜 15 克，加入蜂蜜，熬成膏滋。这一料膏滋香甜，有党参的清香，黄芪的豆香，还有陈皮、生姜的暖香，膏滋如蜜，滋味香甜。丁先生每天早晚各舀一勺，冲水喝，坚持了一个冬天，加上各种防护，症状有明显改善。

　　而我自己更适合我们医院的养阴益气合剂。我属于气阴两虚的体质，平时体弱，爱感冒。老院长推荐我服养阴益气合剂，这个方子由党参、黄芪、沙参、黄精、紫草等组成，味道甜甜的，像糖浆。原本这种药是儿科老主任温振英大夫治疗小儿反复呼吸道感染的，曾在重症急性呼吸综合征（简称 SARS）流行期间用于病人后期的恢复，尤其对使用大量激素后有气短乏力、盗汗自汗、咳嗽等症状有很好的改善作用，在此基础上我们研究了这个方子的作用机制，发现它不仅有抗病毒的作用，还对免疫力低下的动物有明显的提升作用。因此这个药成了我眼中类似"六味地黄丸"一样的神奇好药。周围的朋友知道我爱用这个药，只要有个小病，就问能不能吃这个药。

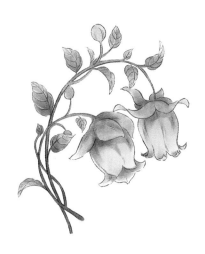

　　党参的背景正如它的藤蔓一般曲曲折折，它虽名列参中，却不能替代人参；它药性平和、持久，以甘甜之味补中益气，以多汁濡润而养血生津。党参为补，久久为功；气血虚弱，缓而图之，这是党参的妙处。若遇到重症危象，就要大剂量服之，或者就得求助人参了。

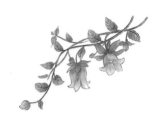

忆王孙——黄芪

西行故里忆王孙，

耆草偏生绵上村。

寒土沙丘育箭根，

性甘温，补气生新唯至尊。

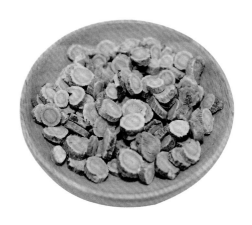

补药之长属黄芪

———

黄芪

黄芪，中医常用的药，也是家喻户晓的补药，它到底长什么样子？城里人很少能见到，然而去北京郊区和山里，没准就能发现它的身影。它其貌不扬，就像普通的豆科植物，直立向上，通常半米多高，嫩绿细小的叶片对称地排列在两侧，双面都有绒毛，像羽毛一样。叶片大小不一，小的像蒺藜，大的似槐叶。最有特点的就是它的新芽，粗壮、密集、浑厚，带着绒毛，一层层打开，伸出新叶，好像有一种按捺不住的勃发生机。别看它的地上部分不起眼，但将精华都积蓄在地下，能长出一米多长、两三厘米粗的根，难怪为补益圣药！

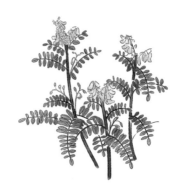

八月初，同家人一起登到妙峰山顶，群峰顶上是此起彼伏的玫瑰花田。然而玫瑰花期已过，山坡梯田草木葱茏，偶尔间杂在玫瑰丛中有星星点点的紫花，有紫蓝色、紫红色、淡紫色，那是北沙参、胡枝子、苜蓿……忽然发现就在前边，有一簇长得非常壮实的植物，一尺来高，嫩绿的叶片密集向上生长，顶端开着一簇淡紫色的花朵，那不就是黄芪吗？再仔细看看，在田埂上、石缝间还有不少的野生黄芪，高低错落地点缀着梯田，给山谷增添了一种野性的妩媚。

紫花的黄芪是 200 多种黄芪属植物中的一种，是蒙古黄芪的近亲。常入药的是蒙古黄芪和膜荚黄芪，在我国内蒙、山西、甘肃、东北有大量的种植。那黄芪如何辨别真伪优劣呢？古代本草学家总结了一套经验，根据黄芪的形状、质地、颜色、气味等特征判断品质，即"辨状论质"，恰如中医看病的"辨证论治"。黄芪以"坚实如箭杆"者为优；并且切面具有中央黄、次层白、外层褐，井然三层的"金井玉栏"的结构；另外黄芪还要"嚼之甘美可口"。这就是好品质黄芪的标准。

黄芪的产地也非常重要。《本草纲目》记载"河东、陕西州郡多有之""黄芪本出绵上者为良，故名绵黄芪"。自古河东绵上是黄芪的主要产地。回想当年，绵上曾是春秋晋国的疆土，这个地方就是今天的山西省介休市。记得上大学时，每次路过介休，火车上就播放介子推与介休的故事。介之推曾随晋公子重尔逃亡十余年，为重耳的复出作出了重要贡献。后来晋文公回国成为国君，遂命介子推任高官，而介子推却多方推脱，并携其母到绵山隐居。晋文公亲自派人寻找，得知介子推就在山中，为了逼他出山，采取放火烧山的办法。没想到大火不仅没让介子推出山，反倒将他和其母亲烧死了。文公得知，悲痛不已，命将绵山改为介山，又将"环绵山山中而封之，以为介推田"，以示祭祀和怀念。并下令在介子推被焚的日子——清明节，家家户户不许开火，只能吃冷饭，这就是"寒食节"的来历。然而没想到的是这块土地却成了黄芪生长的肥沃之地。

山西产黄芪的地方很多，目前黄芪的主要道地产区在大同浑源县、繁峙、阳高一带，这个地方恰是我先生的老家。我曾给大同阳高的亲戚家送过黄芪，亲戚家的姐夫一看就笑着说："我种过黄芪！"看来是遇到行家了。他讲起种黄芪的经验是一套一套的。黄芪耐寒耐旱，要种在山坡沙地上，土不能黏，水不能大……，这都是他的经验之谈。刚开始他跟着大家一起种黄芪，由于他们这片地是黏土地，黄芪的根向下扎了一米多深，3年后等到开挖的时候，可费了大功夫，最后由于人力不足，大部分黄芪都撂

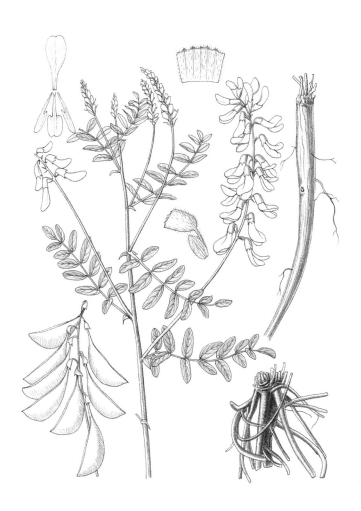

荒在地里。后来他积累了经验，在山坡沙土地种植，长出来的黄芪根又直又长，品质非常好。

黄芪，顾名思义，是黄色的，皮白肉黄。芪，古名为耆，古代称六十岁以上的人为耆。李时珍说"黄耆色黄，为补药之长，故名"。黄芪色黄入脾，色白入肺，所以有补脾益肺的作用，民间有"常喝黄芪粥，人老病无忧"之说。白居易更是谙熟黄芪养生之道，既熬粥，又做汤，并有诗为证"黄芪数匙粥，赤箭一瓯汤"。黄芪是个慢性子，多服、久服才能见真效。现代国医大师93岁的朱良春老大夫透露他的养生秘诀就是坚持喝黄芪粥，每天黄芪最少50克，配伍绿豆、薏仁、扁豆、莲子、大枣以及枸杞，长达60年，养成了健康长寿的好身体，这可是我们身边鲜活的真实案例，值得效仿。

我给外宾讲"中西医结合"课程时常提到胡适与黄芪的故事。胡适是新文化运动的倡导者，留洋多年，从骨子里他是反对中医的。然而黄芪这味中药却彻底改变了他对中医的看法。1920年秋，胡适因糖尿病引发糖尿病肾病，遍身水肿，吃了很多种西药却不见好转，后经人介绍找到民国初北京名医陆仲安先生。陆先生擅长用黄芪，人称"陆黄芪"，经他诊治，开出的方子里黄芪竟然达到十两（约为300克），还真控制住了胡适的病情，胡适颇为惊讶和叹服。不久他的友人也罹患水肿，又找到陆仲安先生，他仍重用黄芪，又药到病除。从此胡适先生便对黄芪不离不弃，再也不提废止中医之事了，而且黄芪汤成了他生活中必不可少的养生茶饮。

黄芪补虚固表，有防治流感的作用。20世纪70年代，中国预防医学中心侯云德研究员率先开展了黄芪防治流感的研究，他们做了一项严格的人群流行病学研究，其结果引起了国内外的轰动。他们以流感易感人群为对象，观察了口服黄芪汤剂、黄芪喷鼻、黄芪加干扰素等六种方式防控流感的效应，最后证明口服黄芪无论以何种方式都可降低流感的发病率，还能缩短病程。尤其发现在流感流行期，使用黄芪的观察组无一例感染，而对照组中有1/3的人发生了流感。这个结果让我们感到鼓舞和震惊，对黄芪留下深刻的印象，也启发我们采用这一方法开展三伏贴、益气养阴口服液防治小儿反复呼吸道感染的研究。

黄芪不仅可预防感冒，还是预防过敏性疾病的好药。我今年过敏性鼻炎从春闹到秋，为了预防再发，夏天开始贴三伏贴，秋天就煎煮黄芪水代饮。以往煎煮有黄芪的汤剂时，并没有发现它有什么特殊性。这次单独用黄芪饮片，发现将它泡到水中后会泛出一层白色的泡沫，在煎煮的时候白沫越来越多，稍不经心就会溢出。后来咨询我们中药室的曾老师，她说这个泡沫就是黄芪的主要成分——黄芪甲苷，这类皂苷物质具有发泡的特性！因此，煎黄芪时一定要文火慢炖，这样黄芪中的多糖成分才能充分溶解出来。我常常炖黄芪，房间里会充满淡淡的豆腥甜味，大约半个小时，汤色变成淡黄色，汤汁也变得浓稠，微甜且不腻，味道还是不错的。

中药开方子十药八芪，每个中医大夫都离不开黄芪。前几天大同的表姐路过北京，说侄女年底前生孩子，她要去照顾月子，临去前问我讨要一个方子来给侄女调理一下。正好我手边有山西的道地药材绵黄芪，就送给表姐，并告诉配伍当归、大枣、赤小豆等与母鸡炖汤，既能益气养血、又能通乳利水。一听是用黄芪，表姐也想起我曾给大舅用过黄芪。大舅患膀胱癌，后期乏力气短、动则气喘、水肿尿血，我给他开过方子，以补中益气汤加减，用的是炙黄芪，剂量从30克一直用到120克，带瘤生存了近5年。生黄芪经过了蜜炙，药性发生了微妙的变化，从补气固表转为补益升阳，药性更缓和。

黄芪是"疮家圣药"，具有托毒生肌的作用，是治疗疮疡久不愈合的良药。我研究回阳生肌的作用，探索黄芪中多糖是否有生肌作用。由于提取过程比较麻烦，就通过文献中的联系方式找到了在山西省中医研究院工作的李先荣教授，他研制了国家级新药粉针"注射用黄芪多糖"。他非常热心地帮我联系了药厂，厂家慷慨地送给我们五盒黄芪多糖注射剂。经过我们的研究，发现无论是黄芪水煎剂还是黄芪多糖都能促进创面的修复，还具有拮抗氧化损伤、促进细胞修复的作用。我的一名硕士和博士先后发表了多篇论文，他们不仅提升了学术水平，还对黄芪的疗效更加信服，在临床上放手使用，每每获得奇效。

在临床上，我常用当归饮子治疗银屑病的血燥证。方子虽以当归命名，但黄芪不可缺少，并且重用黄芪。我有一个银屑病病人小李姑娘，20多岁，自小患病，近十年皮

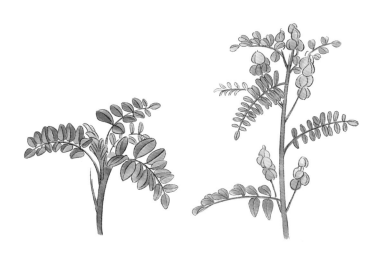

损一直没有消退过。皮损淡红，干燥脱屑，手足冰凉。以往一直用清热凉血法治疗，皮损退到一半就不动了。我认为她久病气血虚弱，阳气不足。因此以当归饮子与桂枝汤合用，方中重用黄芪 30 克，配伍当归、熟地、川芎、白蒺藜、桂枝、干姜、大枣、生甘草各 10 克，白花蛇舌草 30 克，以养血和血解毒。服用药物三个月后，皮损基本消退，这就是黄芪的神奇之处。

黄芪又名王孙。"春草明年绿，王孙归不归？"王维思念他的老友，黄芪何尝不是我们的老友？它本是王孙之躯，流落山野，但君子秉心，修得仁厚朴实。它凭借着毅力和耐心，在沙石、岩土下汲取着大地的精华，炼就一身绵和、濡润的药性。在文火慢炖的氤氲中，温和、悠长的药力慢慢释放，渗入人体的脏腑筋骨血脉，推动气血流动，顾护着卫气营血。如此清淡而含香的黄芪汤剂，缓缓地托起虚弱的身体，鼓舞着气血运行，振奋了人体的阳气，重塑了人间的精气神。黄芪，让人感觉到一种温和的力量，一种向上的正气！

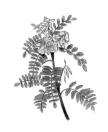

满庭芳·当归

豆蔻年华，胸怀远志，薏苡续断岐黄。

锦灯笼下，葶苈柏子忙。

银杏慈姑布道，伏龙胆、耆老评章。

每月季，诸参芦荟，附子喜红娘。

思量。忍冬草，夏天无恙，透骨也清凉。

写白芷成篇，苦楝经方。

贯众心连贝母，出佛手，玫瑰留香。

品五味，当归熟地，郁李满庭芳。

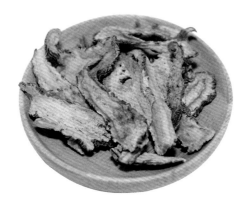

当归熟地满庭芳

当归

　　当归的味道很奇特，第一次认识它是在大学时学做药膳——当归羊肉汤，闻过它的味道，也许是太有特点了，至今仍留下很深的记忆。大家平日都觉得中药是一样的苦味，我却能从中分辨出当归的香味。前几天，我们楼道里飘来一股中药味儿，有一种甜丝丝、辛香的味道，我立刻就感觉到这副药里有当归，问了煎药的人，果真他们为实验准备的汤药中确有当归。

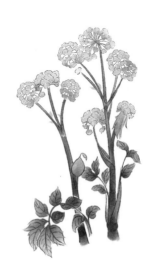

当归的味道很好闻，辛香发散，尤其在炖肉的时候，能去腥味。有一次老父亲回北京，家里人一起吃饭，二姐特地给带来一碗她自己做的红烧肉，肉色红亮，味道浸入了浓郁的香味。一闻就知道里面加了当归。这道菜其实做法与红烧肉基本相同，关键是加入了特殊的香料，有白豆蔻、草豆蔻、月桂、香叶、白芷、丁香，最后还要放一片当归。这个配方中汇聚了众多的芳香中药，不加水，全靠料酒，将芳香的滋味都溶解在酒中，浸入肉里，变成独特的醇香，尤其加上当归的香味，有一种鲜甜不腻的感觉。这样做的红烧肉香味独特，闻着就让人垂涎欲滴，吃着更加过瘾，连吃饭挑剔的儿子都是赞不绝口。从此，当归成了我家厨房必不可少的调料。

当归还成了我的伴手礼。医院的精品药房有小包装的当归，有头有尾，饮片又长又大，质量上好，我常买来送给亲朋好友。送当归的做法有效仿古人之意，但更多的还有实用性。第一它是炖肉、涮火锅的调料；第二它是妇人良药，养血的佳品，女人的补药；第三才是重要的理由，带有一份对朋友牵挂的浓浓感情。在中医药的文化中，似乎只有"当归"这个药物承载了这样的情感，充当了不着一字的信使。恰如唐代张说《代书寄吉十一》诗："口衔离别字，远寄当归草。"每每用到这种药物，不免心中泛起涟漪，思绪游荡。

2016 年中秋佳节，正值北京中医药大学建校 60 周年校庆日，学校发出了"丙申仲秋，时逢节庆，远方游子，当归熟地"的家书。这简单的几味药名，寥寥的几个字，是我们中医人特殊的语言，也是我们独特的情感表达方式，不用说，你我都明白。离校三十年，弹指一挥间，再次回到母校，看到校园矗立的一块巨大的石雕上写着"人参、知母、当归"，不由得热泪盈眶。"人参"饱含着对学子的期盼，望学子们学有所成，长成参天大树；"知母"则表达了学子们对母校培养之恩的感念；而"当归"是母校殷切地呼唤游子回家看看。那几天我们漫步校园，回到曾经的宿舍，坐在曾经的教室，尽管白发霜染，但似乎那份曾经的感情经过了岁月的发酵，变得更加有亲情和温度了。

当归的名字是怎么来的？李时珍在《本草纲目》中称："古人娶妻要嗣续也，当归调血为女人要药，有思夫之意，故有当归之名。"然而，当归已经超越了本身的初意，演绎了更多的心酸和期盼。辛弃疾曾写了一首《满庭芳·静夜思》让我们记住了当归。据说他在新婚之后，便赴前线抗金杀敌，深夜思念妻子，苦痛之情似乎只有中药能解他的心头之苦，于是写了这首词："云母屏开，珍珠帘闭，防风吹散沉香。离情抑郁，金缕织硫黄。柏影桂枝交映，从容起，弄水银堂。连翘首，惊过半夏，凉透薄荷

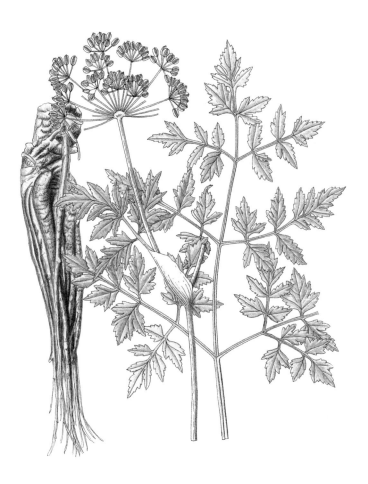

裳。一钩藤上月，寻常山夜，梦宿沙场。早已轻粉黛，独活空房。欲续断弦未得，乌头白，最苦参商。当归也！荣萸熟，地老菊花黄。"他的妻子接信后，也以药名回书："槟榔一去，已历半夏，岂不当归也……二人在书信中都用了药名，相思之苦，发自内心，如泣如诉。满篇中药味，其苦在于心。两阕满庭芳，一般相思情。

当归主要产于甘肃，产量占全国的 70% 以上，所以又有岷归、秦归之称。曾去过兰州、亳州的药市，见到的当归一束束整齐地码放在箱子里，颜色棕黄，甚至焦黄，一棵棵地扭曲成束状。我好奇当归是怎么加工成束状的。药商说，新鲜的当归，经过晾晒后，脆嫩的根茎就会变得柔软，然后顺着纹路捆成小把，用烟火慢慢熏干，就变成了棕黄色的成品了。我从箱子里拿出一个个头大的当归，问药商，是不是越大越好？卖药的人笑笑，说挑当归要看品质，好品质的当归不只是大，还要掂起来压手，也就是说肉质要致密，这样才会香气浓郁，质量好。

农科院的专家王教授带我们参观种植基地，见到了一种特别的当归——欧当归。这是他们从欧洲引进的品种，经过改良，长得高大翠绿，茎叶像芹菜。掐了一片叶子闻闻，味道清香，有茴香、芹菜的混合味道。所以它又叫圆叶当归、情人香芹。王教授说这个茎叶是可以食用的，可以拌沙拉、做香料，而且它在欧洲也是当地的植物药。忽然想起，20世纪60年代，由于当归药材资源缺乏，北京中医医院与医科院药物所一起引种了欧当归，在河北、北京、江苏一带种植，它长得快，根又粗大，现在不少地方还将它当作当归入药。

当归一身都入药，不同部位的当归有不同的功效。完整的当归称为全当归，其中根上端称为"归头"，主根称"归身"，支根称"归尾"。全当归既能补血，又可活血；当归身补血，而当归尾却是破血的。大夫根据用途开当归，如果没有特殊注明，一般药房就给全当归；如专用于活血，大夫会专门写上"当归尾"；有重在活血祛瘀，甚至写上"酒当归"。如果去药房，留心观察一下盛放当归的药匣子，就会发现药斗里面的分格有酒当归、全当归、当归尾、当归炭等。药房的师傅也都清楚，"十药九归"，当归在药房里不是最贵的，但肯定是用量最大的。

当归的温热药性我也是经过品味才认识的。上大学时身体瘦弱，经常感冒，连续三年患支气管炎，是个典型的慢性支气管炎病人。而且一入冬，手足冰凉，在中医属气血不足，血虚受寒。当年正好学《伤寒论》，裴永清老师讲到当归四逆汤，"手足厥寒，脉细欲绝者，当归四逆汤主之。"这好像是专门为我开的方子，我照原方配了药，当归、桂枝、白芍、细辛、通草、大枣、炙甘草。懂得方剂的人就知道它是在桂枝汤的基础上加了当归、细辛、通草。煎煮的味道很特别，没有苦味，有浓郁的香味，丝丝的甜味，还略有淡淡的麻味。趁热喝完汤药，慢慢觉得全身热乎乎的，而且有一种说不出的舒服。那一段时间一边喝汤药，一边长跑锻炼身体，持续了一个冬天。第二年果然效果显著，不仅手足不再冷了，而且从此再也没有犯气管炎，由此我对当归四逆汤产生了深深的敬意。

当归辛温，不仅温经，还能养血除烦热，是"妇科圣药"。我的侄女生孩子，孩子出生后出现黄疸，结果一着急奶水就憋了回去，孩子没有奶吃，饿得哇哇哭，她也跟着流眼泪，没有胃口吃饭，全身燥热，急忙给我发信。我看了她的舌苔略厚，属于产后气血不足，肝郁脾虚，痰热内停，给她开了方子，在当归补血汤和逍遥散的基础上，开胃化湿。用黄芪 30 克，益母草 15 克，当归、炒王不留行、白芍、川芎各 10 克，柴胡、桔梗、藿香、木香、砂仁各 6 克。同时嘱咐照顾月子的表姐做当归炖母鸡，这是标准的月子餐，多喝一些鸡汤。服药后，很快胃口就开了，奶水也通畅了。

当归饮子是我临床上常用的方子，治疗银屑病、老年性皮肤瘙痒、异位性皮炎等阴虚血燥皮肤病。当归饮子君药就是当归，以四物汤为基础，配伍黄芪、首乌藤以益气养血活血；配伍荆芥、防风、白蒺藜，息风止痒。我提出银屑病血分蕴毒的理论，在初起阶段血分有热，热毒伤阴耗血，发展到血虚蕴毒、血燥蕴毒，是血热证、血燥证和血瘀证的病理基础，因此治疗基于理血的基础上，加入解毒中药。有一60多岁汪女士，患银屑病多年，主要在手部，双手干燥、鳞屑堆积、皮损浸润、瘙痒异常、口干眼干、大便干、舌质淡、脉沉细弱，是血燥证，我以当归饮子为基础方，加入土茯苓、白花蛇舌草等利湿解毒中药，并外用护肤霜润肤。两周后病人复诊，皮损明显变薄，瘙痒也减轻，尤其大便通畅了。其中当归养血活血以扶正，正气盛、邪气退，皮损才能消退，这就是养血解毒的真谛。

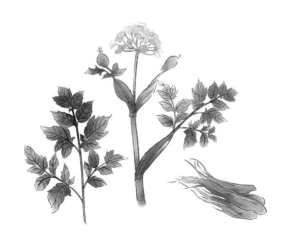

当归，人们既熟悉又陌生的药物，也许是涮羊肉时尝过它的滋味，也许是喝鸡汤时闻过它的味道，也许是吃红烧肉时留意了它的香味，总之，它离我们的生活不远。它是女性的好朋友，它以辛温的药性，滋润着血脉筋骨、肌肤容颜。我好奇它究竟与哪一方的水土结缘？也好奇它如何凝聚了天地的精华，并为人类所依恋？总之这是一个一个的疑问，等待你我的探索，去解开这其中的迷团。

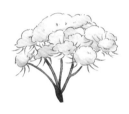

定风波·甘草

西北寒天仙草生，流沙黄土络根横。

苦瘠烟尘掩不住，四顾，一蓬青绿惹人惊。

禀赋甘甜长益气，妙味，调和诸药得清名。

润肺解毒兼止痛，切中，温脾复脉五脏宁。

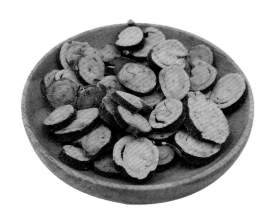

调和诸药国老功

——

甘草

　　曾为甘草闹过张冠李戴的笑话，至今见了甘草都会哑然失笑。老家运城南山下有一片浩瀚的盐池，盐池边曾有连绵的芦苇荡，每年端午前我们就钻进芦苇里，摘芦苇顶端的宽叶包粽子。很偶然在滩地上还发现了一种比芦苇小的植物，细茎细叶，根白色如竹节，含有很多津液。也不知谁告诉我们的，我们就管它叫"甘草"。每次我们都挖一大把，洗干净后和同学一起分享，同嚼甘蔗一样嚼取那点甜液。一点点的甜味，还没有高粱秆好吃，但在那个聊胜于无的年代，它甘甜多汁的口感还是不错的。

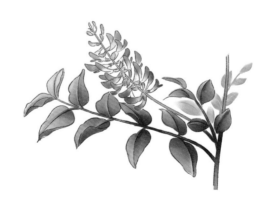

　　当有一次患咳嗽，母亲从医院给我开了复方甘草片，尝到真正的甘草味道，反而觉得异样，反复问母亲，这个药就是从"甘草"中提取的吗？得到的回答自然是肯定的。但怎么也不能将白色的"甘草"与褐色的甘草片联系上，而母亲最终也不知道我心目中的"甘草"究竟是哪个"甘草"？直到我上了大学，学中药时到中国医科院药用植物研究所的苗圃，看到了甘草这种植物，才搞清楚我所说的"甘草"其实是白茅根，而真正的甘草是豆科植物，终于恍然大悟了。

　　甘草虽是药，但甘草的甜味受到很多人的追捧，成为很多食品中神秘甜味的来源。尝一下甘草的饮片，有悠长的甜味，一直能甜到嗓子眼里。常吃的零食中也有很多添加甘草的，如甘草话梅、甘草瓜子、甘草陈皮……夏天喝的乌梅饮中，也少不了甘草。2016 年，我参加在地坛举办的北京中医文化节，时值盛夏七月，我们为市民提供了一个乌梅饮的配方，其中乌梅 15 克，山楂 10 克，甘草 3 克，加糖煮水代茶饮。当我们在煮茶饮的时候，酸香的味道飘出很远，市民纷纷来我们的展位上喝一杯，还打听我们的配方。乌梅、山楂大家都了解，其中的甘草既可清热解毒，又增加甜味，一举两得。

　　野生甘草主要分布在新疆维吾尔自治区、甘肃、宁夏回族自治区、内蒙古自治区及东北一带的沙漠、半沙漠地区，与黄沙共生，常伴生有沙蒿、苦豆子、罗布麻等植物，形成"甸子草"，是保持水土和防风固沙的生态植物。然而近年来宁夏、内蒙、甘肃一带大量掠夺式地采挖野生甘草，甘草资源几近枯竭，状况堪忧。去年跟中科院去内蒙的库布其沙漠考察，欣喜地发现那里的甘草成了绿化植物，一眼望去，黄土沙丘上甘草植物绿意葱葱，点点成片，片片相连，形成了沙漠绿洲。

当地工作人员王先生带我们参观甘草植物基地，他是土生土长的本地人，用他的话说，他小时候这里几乎天天都刮沙尘暴，沙子能堵住家门，根本没法种东西。而近几十年政府大力推广退耕还林，网格绿化，他们以种植甘草为绿化产业，"哪里有绿色，哪有就有甘草"！看着他黝黑的脸庞，听着他动情的介绍，望着一望无际的绿洲，能感受到洋溢在他脸上的成就感和自豪感，为他们感动，为他们骄傲，也为甘草的再生而欣慰。

库布其沙漠种植的是乌拉尔甘草。它的地上部分约有半米，茎干粗糙，分枝交互攀升。而长卵形的叶片互生，叶子两面都有绒绒的短毛，边缘还有小小的波浪。甘草上部的分枝间还伸出一枝枝花穗，花穗上有排列整齐的如槐米一样的小花，从下向上渐次开放。我们去的时候已是8

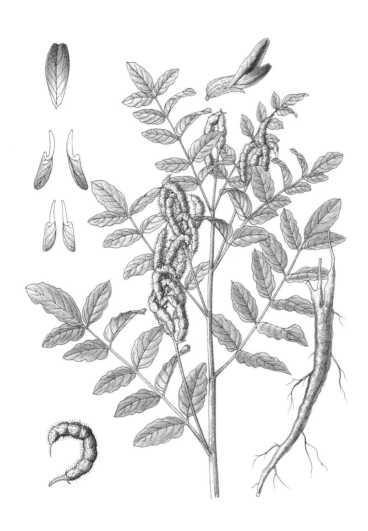

月初，花穗下部的花多已经凋谢，长出扁扁的绿色豆荚，而顶部的花簇还零零散散开着几朵小花，顶端点染着淡淡的紫红色。甘草长得很不起眼，很难用美好的词汇来描述，然而它却倔强地生长在沙漠、丘陵、山岗……成为固守这一片土地的卫士。

当地种植甘草的方法很特别，不是让甘草向下扎根，而是躺着长。王先生在一棵甘草下，挖开沙子让我们看甘草的根茎，长得又粗又长，直径有 3 厘米左右。他说 3 年后就能收获，长的能长到一米多。这样种植甘草，使它的固沙面积从原来的根左右 0.1 平方米，扩展到它所延伸的 1 平方米，扩大了十倍！甘草耐寒，耐干旱，历经数十年都不会枯死；还能固氮，改良土壤，以顽强的生命力营造着生命的空间。这看着不起眼的甘草，居然能在这不毛之地的沙漠，积聚土地的精华，生长出具有"药王"之称的草药。

甘草是最常用的中药，堪称"十方九草""无甘草不成方"，有益气补中、祛痰止咳、缓急止痛、清热解毒、调和诸药的作用。在中药里的地位很高，有"国老"之名。看过中医的人会知道，大夫在每个方子中大多会写上"甘草"或"炙甘草"，剂量在 6 ~ 10 克间。甘草还在方子的最后，有什么用处呢？其实甘草有个重要的用途就是

"调和诸药"，恰如"国老"之名，能将方剂中的君臣佐使、酸甜苦辣、毒副作用……都统统调和在一起，将药物团结在一起，使药物不至于偏性、峻烈和苦涩；同时还顾护着人体的脾胃之气。甘草要操心的太多，虽然也有搞不平的事，如对大戟、芫花、甘遂、海藻之类会不与为伍，但仍能将一队人马斡旋调和，使药物与人体和谐起来，因此中医大夫对甘草格外看重。

中西方在甘草止咳的问题上不谋而合了。中药的止咳方有三拗汤、止嗽散、桑菊饮等，然而甘草都在这些方剂中隐隐约约地出现。而现在美国、英国、法国、德国以及许多其他国家的药典中仍保留着甘草。我在法国工作期间，曾到药房买药，忽然看到类似中药的糖浆，很好奇就照了照片。回来一查发现它原来就是甘草糖浆，作为止咳祛痰剂使用，就像我们目前使用的复方甘草糖浆、复方甘草片一样。甘草用于止咳，是将甘草汁浓缩后形成甘草流浸膏，它具有中枢性镇咳作用，能保护呼吸道黏膜、减少呼吸道对外界刺激的反应性作用，同时其中的甘草酸、甘草甜素还有抗炎作用，这个作用与中医的"润肺止咳"多么接近！

甘草还有一个妙用，在张仲景的《金匮要略》中有一个著名的方子——甘麦大枣汤，原方为甘草三两，小麦一升，大枣十枚，以水六升，煮取三升，温分三服。治疗妇人脏躁症。脏躁与现代妇女的神经官能症、更年期综合征、抑郁症等的临床表现接近，症状表现为喜悲伤欲哭，如鬼神附体，哈欠连天、失眠多梦、汗出等，看似这个简单的甘草大枣粥一样的方子能治病吗？结果证明是有效的。

我用这个方子治疗，不论男女、老幼都适用。我曾遇到有一30岁出头的王女士，因家庭变故而受到打击，时时欲哭、自言自语、不吃不喝、全身无力、注意力不集中、无法工作、舌淡苔薄、脉沉细无力。曾服抗抑郁的药物，由于副作用大，自己停了。跟我聊天的时候就哭了两次，哽咽地说不下去。这个病在中医就属于肝气郁结，心脾不足，心主神明，悲伤欲哭，像如神明所作；默默不欲饮食，往往兼见脾虚之证。因此就用到炙甘草30克，浮小麦50克，大枣十枚加逍遥丸同服，逍遥丸专治肝郁脾虚之证。第二周复诊时精神状态明显改变，不再哭哭啼啼了，嘱咐继续服药，一个月后恢复了工作。

甘草被人们赋予了很多神奇的疗效，是中药中的解毒药。在《本草纲目》中记载，甘草"主五脏六腑寒热邪气，坚筋骨、长肌肉……解万毒。温中下气、烦满短气，伤藏咳嗽……解百药毒。"赵炳南老先生有个甘草油外用方，用于湿疹、干性脂溢性皮炎、唇炎、银屑病等干燥脱屑的皮损，有解毒润肤的作用。当我遇到外地病人，他们不方便带液体药物回去，我就嘱咐他们回家自己做一点，方法很简单：将一份生甘草浸泡于十份香油中，经过一夜，然后用文火将甘草炸至焦黄，放凉后就可外用。几日前有一位 30 多岁的王姓女病人，眼睑、眉毛瘙痒、干燥脱屑一年余，皮损粗糙，皱巴的干疼，曾外用激素和免疫抑制剂，停药就复发。我就给她开了甘草油外用，一周后明显好转，现在她还在坚持使用，她认为比激素还管用。

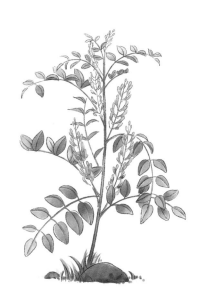

甘草在方子里出现得太多了，以至于有的大夫说甘草可有可无。然而在一些特殊的方子里，甘草不仅不能少，而且还要大剂量使用。其中就有以甘草为君药的炙甘草汤，也称复脉汤，临床治疗心悸动、脉结代。主要为心律不齐、冠心病、病毒性心肌炎等疾病。方剂组成为炙甘草12克，桂枝10克，人参10克，生地24克，阿胶10（烊化）克，生姜9克，麦冬10克，麻仁9克，大枣10枚，白酒（少量）。张炳厚先生善用炙甘草汤，当遇到心律不齐的病人，他一定要问是心空还是心烦，心空就是气虚，心烦就是有火。气虚就可用此方，炙甘草重用到30克，而且一定要加一杯北京的二锅头煎煮，效果令人叫绝！

甘草，它还有很多的用途。然而它更具有一种令人佩服的品质，生于沙漠干旱苦寒之所，却以甘甜来回报大地；它汲取了土地的养分，却以黄黄草根来温暖人心。沙漠是甘草的家，甘草又护卫了沙漠，它们之间应该存在着一种天然的默契吧。甘草，它有一种宽厚的胸怀，与君臣同堂，与百药为伍，与寒热相伴，与五味相合……它调和着千军万马，是药中诸葛，方中神仙，这不正体现了"中庸"之道吗？

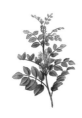

青玉案·百合

孤村茅舍忽惊睇，路边处，花旖丽。

翠羽丛中卷丹缀。

燕山幽谷，平滩浅水，竞放无次第。

百合烂漫香无媲。独立风中舞天际。

玉瓣含情根所系。

其中甘苦，最宜心肺，润燥安神剂。

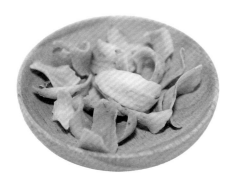

一丛芳华香百合

百合

　　从小看惯了山丹开花，听熟了"山丹丹开花红艳艳"，一直以为它就是山中的野花。夏天去延庆学习，正好遇到世界葡萄博览园中举办百合节，来自世界各地的千余种百合竞相绽放，红、白、黄、紫，姹紫嫣红，争奇斗艳，香溢满园。在花圃中见到了一簇簇山里的山丹丹花，花色艳红，花开六瓣，雄蕊突出，看到介绍，恍然大悟，它的学名就是细叶百合，是药用百合的主要来源之一。

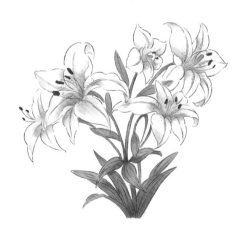

每年上山采药，总能见到万绿丛中有橙红色的花朵绽放，那便是卷丹了。它的外观与山丹相似，只是花瓣反卷，所以称为卷丹百合，也是药用百合的一种。卷丹在北京的山上到处可见，因为它的花瓣上有紫黑色斑纹，很像虎背的花纹，也有"虎皮百合"之称。夏天曾去怀柔的喇叭沟门附近的山村，看到一对老夫妻坐在家门口乘凉，院门口花圃里种着卷丹，正在开花，异常艳丽。好奇地问这花是从哪里来的？大爷指着外面的大山说，山里采的，多着呢。他们这里几乎家家户户的庭院都种着卷丹，是当花来观赏的。

席慕蓉的诗《山百合》："与人无争，静静地开放，一朵芬芳的山百合，静静地开放在我的心里，没有人知道它的存在。它的洁白，只有我的流浪者，在孤独的路途上，时时微笑地想起它来。"一幅洁白的百合画卷展现在眼前，脑海中留下记忆最深刻的就是白色的百合。百合的叶子如竹叶，青翠欲滴，衬托着洁白的花朵。花茎长长地伸出，花苞向上，开放的花朵像小喇叭花一样，花柱纤细，花蕊鹅黄，香气悠长。想起白百合，令人顿生肃穆和庄严之感，好像是记忆深处纯洁的仙女，有圣洁不可亵渎之感。

我国是百合的故乡，百合花的形态多种多样，多到已经叫不上名字来。飘过眼前的是花香四溢、波浪翻飞的麝香百合，一枝在屋，满室生香，如高贵典雅的百花公主；有娇柔粉嫩的东方百合，一束芳华，如诗如梦，是新娘美好的憧憬和期待；有绚丽多彩的亚洲百合，五彩缤纷，满庭芳华，是热烈而欢快的花中仙子；有庭院路边的萱草百合，赤红橙黄，竞相开放，如阳光般温暖的母亲笑脸；还有山间林下散开的山百合，经风历雨，烂漫开放，是朴实而天真的山野精灵……美丽的花朵，迷人的芳香，都化作美好的祝福，成为百年好合的寓意，融入人们的生活之中。

百合花美，百合花香，百合的芬芳艳丽浸润在诗里词里，流传千年。宋代著名诗人陆游在暮年种植百合，写下了数首关于百合的诗词，"方石斛栽香百合，小盆山养水黄杨""尔丛香百合，一架粉长春。堪笑龟堂老，欢然不记贫"。宋代诗人杨万里不仅荷花诗词写得好，百合花也写得很美，"春去无芳可得寻，山丹最晚出幽林。花似鹿葱还耐久，叶如芍药不多深"。苏轼堂前也种了几株百合，写下"堂前种山丹，错落玛瑙盘"。诗人将情感寄托于百合花超凡脱俗、矜持含蓄的气质之中了。

我认识百合花，也熟悉百合干，爱吃鲜百合，却很少联想到它们是同一种植物，有一次偶然的机会才将它们组

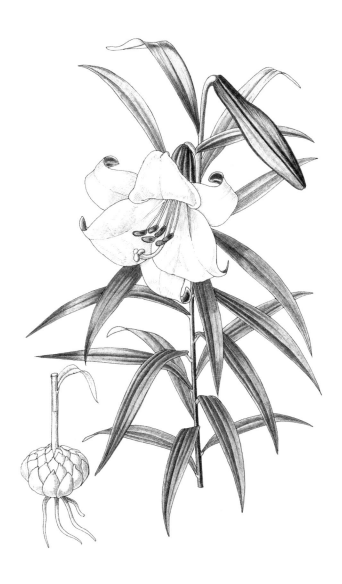

合在一起。有一年春节，父亲的同事王叔叔送给我家一箱他家乡山西平陆产的百合，那里的百合曾是进贡的物品，有"中条参"的美称。百合果真又大又白，吃起来非常细腻、甘甜。看着一箱的百合，担心吃不完坏掉。王叔叔说埋入湿土可终年保持鲜嫩，一边吃着，一边就将几个大的球根埋在了家里的花盆里。没想到第二年春天，没有挖出的百合竟然发出了嫩芽。于是赶紧浇水、分盆，百合不断地抽枝长叶，夏天时头顶上长出细长的花苞，向两边分开，不久便盛开了洁白的百合，如同喇叭一般。从此百合在我的脑海中合二为一了。

百合干也曾是家里的奇珍，不经常吃到。小时候姥爷从四川寄来百合干，每次母亲只拿出一点点，用开水泡开，还仔细地清洗，一边洗一边说，百合是滋补的，能润肺止咳。百合干应该是川百合，淡黄色，卷卷的，有一种奇特的味道，开始还吃不惯，再加上小时候也不懂得那么多养生的知识，因此给百合干起了个难听的名字"脚丫子皮"。每次见到母亲泡百合干就跟她逗着玩，说一些怪话。但母亲坚持煮百合粥，每次我们就捏着鼻子把粥喝完。后来知道，这种百合是一种药百合，有中药的味道，但喝多了，也渐渐习惯了这个味道。

我婆婆也经常买一些百合干来煮汤。我家的百合是与莲子、银耳、大枣煮在一起，成了家庭标准的配方。每年入秋，天气干燥，婆婆一大早就开始准备以上几样东西，用开水泡发，仔细摘净，放入砂锅中，用小火慢慢炖。炖银耳汤还一定要用家乡的稷山枣，肉厚有香气。这锅汤要在小火上煨上小半天，才能汤汁浓稠，直到枣香、百合香气溢出，这锅百合银耳莲子汤才算到了火候。后来我买到了鲜百合，但婆婆不予采纳，认为新鲜百合没有韧劲，不适合煮汤，坚持用百合干。想起百合银耳汤就想起了婆婆浓浓的关爱，让我久久不能忘怀。

现在超市也能买到新鲜的兰州甜百合，虽然有点小贵，但能存放，吃起来也方便，所以只要见到百合就想买一点回来。我最拿手的就是西芹炒百合，将芹菜切段去丝，百合剥开洗净，用开水焯过，过凉水；锅中加入少量的油，油热后加入姜末，然后倒入焯过的芹菜、百合，少放点盐，很快一盘清爽宜人的西芹百合就成了。经过多次试验，我掌握了要领，百合一定要用开水焯，翻炒1分钟出锅，这样既保持了百合的清香，又呈现百合的洁白，看着爽心悦目，入口甜脆清爽。

人们喜欢百合，更在于它的营养和药用价值。人们认识百合，多因为它的补益作用。百合色白，中医认为白色入肺，再加上百合肉质肥厚，所以具有润肺止咳的效果。

我婆婆年轻时得过肺结核，重病险些危及生命，后来用了链霉素、异烟肼等，救下一命，但耳神经受损，并伴有慢性咳嗽、干咳无痰、口干，夜间尤甚，舌绛红无苔。所以她听大夫的建议常常以百合入饮食，还常常吃百合固金丸、金水宝等药物调理。所用的百合固金丸就是以百合、麦冬为君药，配伍生地、熟地、沙参等药物，有滋补肺肾之阴、润燥止咳之意。而金水宝是来源于冬虫夏草的菌丝体，有补肺止咳之效。其中还蕴含着中医的智慧，肺在五行中属金，而肾属水，肺肾为母子关系，肺病久咳会伤及肾，所以治久咳宜肺肾同治。

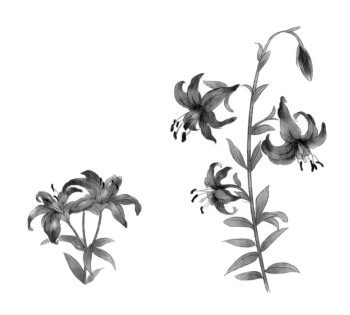

百合不仅是药，在医圣张仲景的《金匮要略》中甚至有根据百合所治的病症而确定的百合病。百合病的特征："意欲食，复不能食，常默然，欲卧不能卧，欲行不能行……如有神灵者，而身形如和，其脉微微。"这些症状与现代描述的情志病相关。我曾遇到一位患者，30岁白领，因为丈夫出国，离异，出现了抑郁症。服用西药后副作用很大，昏昏欲睡、四肢困乏、不能行走，后来她朋友开车带她来找我。她体型瘦弱、说话无力、口干口苦、失眠多梦、记忆力减退等。病人属阴虚体质，心肺阴虚，虚火内生，符合"百合病"的特征，我用百合地黄汤、百合知母汤、百合鸡子黄汤化裁加减治疗。取百合养肺阴、清肺热、宁心安神之功效，配伍知母、生牡蛎、合欢、酸枣仁、黄芪等养心安神，叮嘱她睡前用热汤药冲服1个生鸡蛋黄。她坚持服用1个月后，症状明显缓解，后来自己能坐车来找我看病了。

百合养肺阴，自然也能润皮肤。中医有肺主皮毛之说，因此临床上常以百合地黄汤为基础，治疗阴血亏虚的老年性瘙痒，甚至我们医院还将百合地黄制成外用润肤剂，用于皲裂的病人，能达到保湿护肤的作用。我们还曾为北京的初中生开设了百合地黄护手霜这门课，课堂上不仅让孩子们认识了百合、地黄的妙用，还让他们了解如何用从中药中提取的有效成分制作护肤霜的基本原理。经过学生们的亲自实践，最后得到亲手制作的护肤霜，喜悦兴奋之情都挂在脸上。很多孩子表示要将这一产品带回家，当作礼物送给妈妈，感动之余，也深深体会到中医药还负载了更多的教育意义。

百合花因其外表雅致纯洁，被人誉为"云裳仙子"，更因为百合如百瓣合一，蕴含着百年好合、百事合意的美好寓意，将美好的祝愿送给人们，愿万事都百合百顺。

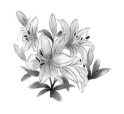

七律·丹参

青茸皱叶紫花奇，貌似人参炎赤披。

黄土深根禀异性，红丹草木含天机。

功同四物一身顾，效比经方配伍宜。

瘀血疮家总有赖，长肉生肌效可期。

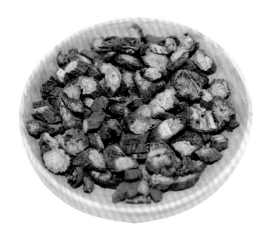

一身赤红护丹心

——

丹参

　　见到丹参竟然是很巧合的事。2006 年我曾邀请中国中医科学院及北京中医药大学的几位中药资源专家考察山西平陆的资源环境，为当地的脱贫致富寻找新的出路。大家可不要被"平陆"是一马平川的意思误导，去过这个地方的人才知道"平陆不平，沟三千"，这里地处中条山南麓，山路蜿蜒，山丘起伏，到处沟壑纵横。我们一路越过沟沟坎坎，驱车沿着崎岖山路绕到一个沟底，看到了难得的一片平地，专家们竟然在沟底发现了很多的野生丹参！

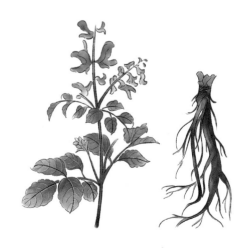

　　丹参在全国很多地方都有生长，而历史上却曾是"河东"的道地药材。早在宋代的《图经本草》中记载"今陕西河东州郡及随州皆有之"，而此"河东郡"经过专家考证是山西河东郡而非陕西，这个地方正是黄河东岸，现今的运城一带，因此在平陆见到丹参一点也不奇怪。时值 10 月底，丹参的地上部分枝叶已干枯，王教授很费力地将丹参连根拔出。嘿，这棵丹参竟然有十多条根，主根粗壮，有一尺来长，颜色土红，根茎如食指般粗细，上面布满了细细的毛丝。专家认为这棵丹参至少五六年了，是难得的好品种，并提出了在这里立体种植的建议：在坡地种植苹果，沟底四边种植速生的核桃，而沟底大范围种植丹参！

　　几年过去了，再次听到消息时，平陆已经有很多地方都种上了丹参，当地人说这里种的丹参所提取的丹参酮含量高，河南、陕西的药商都争相来收购，价钱也不错。五一期间路过平陆，远远见到了连片的丹参，一垄垄低矮的丹参长得圆墩墩的，隐隐约约看到淡紫的花。走近仔细一看，丹参长成一丛一丛的，一束细茎从土中伸出，毛茸茸的，约有四五十厘米高。丹参的叶片呈卵圆形，表面有皱褶，密布绒毛，犹如薄荷。花穗从枝叉间长出，一丛丹参中有七八枝之多，高高地伸出头顶。花朵稀疏，花冠淡紫，一圈一圈地从下向上地开着，有如一只只小鸟。正如李时珍《本草纲目》中对丹参的记载："处处山中有之。

一枝五叶，叶如野苏而尖，青色皱毛。小花成穗如蛾形，中有细子。其根皮丹而肉紫。"

丹参是唇形科多年生草本植物，在我国分布非常广泛，广布于海拔 120～1300 米的山地丘陵。在《本草品汇精要》中记载"道地随州"，即产于现今的湖北随州；《药物出产辨》却说"产四川龙安府为佳"，是当今的四川宁武。现在野生品已经很少，两年前曾报道在河南驻马店一代农民发现了野生丹参，根茎粗达五六厘米，长约一米，连 80 多岁的老中医都没有见过如此大的野丹参，不愧为是当地的"丹参王"。十分感慨，丹参地上部分是很纤细弱小的，没想到它的根部却如此发达，根茎长得肥沃粗大，通体赤红，功效自然不同一般。目前种植丹参为商品的主流，主要种植地有山东、四川、河南、河北、陕西、安徽等省，除了饮片使用外，还提取其中的有效成分，成为各大制药厂的药物来源。

丹参，是不是与人参同类？还真不是！然而丹参又名赤参、山参、紫丹参、紫党参、红参、血参等，跟"参"似乎有不解的渊源，恰如人参、丹参、党参、太子参、西洋参、沙参、玄参、苦参等，虽然都是"参"，但此参非彼参，药效大相径庭。人参属五加科植物，大补元气，它的种类多达 2000 种，主要的成分是含多种人参皂甙。而丹

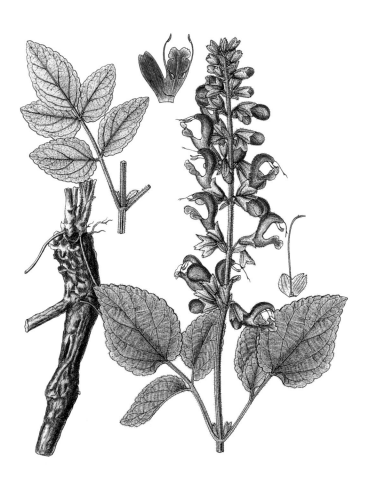

参是鼠尾草属植物，种类繁多，主要含有丹参素、丹参酮、丹酚酸等成分。至于党参，健脾补肺，属桔梗科植物，含黄芩素葡萄糖甙、生物碱等成分。沙参则养阴润肤，是伞形科植物珊瑚菜的根部，含有生物碱、三萜酸、沙参素等成分。玄参是我国的特产，为玄参科草本植物，清热凉血、滋阴解毒，含环烯醚萜类、苯丙素苷类。虽然它们都是"参"，大家还得仔细辨认。

　　丹参不是药食同源的药物，很少有人将它用于日常的食疗中。可我遇到了这么一位40多岁的曾女士，面有黄褐斑，月经不调，经前腹痛，遇寒加重，舌有瘀点，体型干瘦，证属血瘀夹寒，她找了多位中医大夫调养，服中药后症状后有所缓解。然而煮药费时费力，她自己也是久病成良医，认识了方中的药物，就将其中的丹参、三七、玫瑰挑选出来，配成代茶饮，问我是否能长期喝？我根据她的体质，给她一个建议，在方子中加一块姜糖，将三七打粉冲服。这样更方便服用。她断断续续服了小半年，等再次找我时，只见她春风满面，面色光亮，黄褐斑基本看不出来，尤其痛经消失了。她深深信服中医，对这个方子大加赞扬。这其中一味丹参，功同四物，逐瘀生新，活血止痛，自然是妇科良药。

　　父亲年过八旬，身体还好，但岁数不饶人，走路快一点，或遇上一些急事就有心慌气短、胸闷憋气、心前区不适等症状，检查发现有心肌供血不足。但是下了导管一检查，冠状动脉很通畅，像年轻人的血管一样，因此怀疑是冠状动脉神经官能症。春节前，听说我们都要回去，他激动得心慌了。为了不在春节的时候出现状况，也免让大家替他着急，他常常提前先去医院体检一番，必要的时候输几天丹红注射液，遇到不舒服还可含几粒复方丹参滴丸，很快就能缓解，丹参仿佛成了他的护身符。丹参的确具有活血化瘀、宣痹止痛的作用，主要成分具有扩张血管、保护心肌、改善微循环、抗动脉粥样硬化等作用，是临床上治疗心脏病的常用药物。

丹参入心、肝经，有活血化瘀、通经止痛的作用，是治疗胸痹心痛、脘腹胁痛的常用药物。这个病与现代医学的冠心病、心绞痛的症状相似。曾有一位画家朋友，45岁男性，身体壮实，但常感到胸闷、憋气，时有刺痛，口唇紫暗、腹胀、舌胖大有齿痕、舌有瘀点、苔白厚、脉沉。证属心脉瘀阻、心阳不振，我就用丹参饮加减，丹参30克为君，配伍瓜蒌薤白半夏汤（瓜蒌、薤白、半夏），失笑散（生蒲黄、五灵脂），另外配陈皮、茯苓、枳壳、川芎、生山楂。其中丹参重在活血化瘀，配伍失笑散活血止痛，瓜蒌薤白半夏汤宣痹通阳，枳壳、陈皮健脾行气，山楂、川芎活血化瘀。服用一月后胸闷痛明显减轻，感觉呼吸也轻松多了。

丹参也是皮肤科常用的药物，曾跟国家级名老中医陈美大夫一起开发她临床治疗痤疮的经验方，由于方中药味较多，需要精简一下，陈老反复思量，最后舍去了川芎、当归、赤芍等养血活血药，仅留下一味丹参30克，当时她反复掂量，最后取"一味丹参，功同四物"之意，让我记忆深刻。后来我们把这个方子改成颗粒剂，临床试验发现治疗脓疱型痤疮非常有效，与其中丹参的作用密不可分。丹参不仅能活血祛瘀，还能凉血消痈，现代药理还有明确的抗炎、抑菌作用，这是治疗痤疮的药效基础。现在临床上使用的丹参酮胶囊就是丹参的脂溶性有效成分，是治疗痤疮的有效药物。

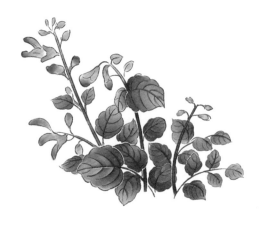

丹参还是治疗疮疡的一味好药。临床上出现下肢静脉曲张、静脉血栓、动脉炎引发的下肢溃疡中，常常静脉滴注丹参注射液。活血化瘀是疮疡治疗的重要治则，在化腐生肌、活血生肌以及后期的回阳生肌的阶段都要活血化瘀，除了常用的乳香、没药、血竭等伤科活血化瘀药物，重要的就是丹参。而慢性溃疡之所以久不愈合，与创面中过高的蛋白分解酶相关，这些酶来自创面的炎症细胞。高酶活性降解了细胞外基质，使得创面久久不愈合。而我们在筛选药物时，惊奇地发现丹参的主要成分丹酚酸 B 对这些蛋白酶有很强的抑制作用，能促进细胞外基质的沉积，使得伤口愈合。我们将这一发现推荐给外科大夫，建议他们将用于静脉滴注的丹参注射液外敷塌渍创面，取得了好的临床效果。我们还将丹参注射液做成凝胶剂，与朝阳医院口腔科合作用于牙周炎的治疗，也取得了好的研究结果。

丹参，大自然的杰作，稀疏的叶片，赤红的根茎，不由得让人们浮想联翩。究竟是什么原因让丹参能在日月光华中，吸取黄土地的精华，融入人体的血脉，兼蓄了行血破瘀的力量？它如何禀赋寒性，一扫血中的伏热，清心除烦，让人安然入梦？它是如何功同四物、去瘀生新、活血

养血、通经止痛，成为妇人良药，医家宝典？它又是如何
凉血消痈、祛斑除痘、消肿止痛，成为疮家良方？丹参，
一身赤红，留下太多的奥秘，需要人们去认识和挖掘。

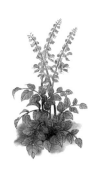

七律枸杞

晴天塞外绿荆丛，藤树珊瑚点点红。

鲜果甘甜承雨露，老根瑞犬仗仙翁。

天精叶翠沏茶饮，地骨皮香入药盅。

杞子滋阴明眼目，久服益寿有奇功。

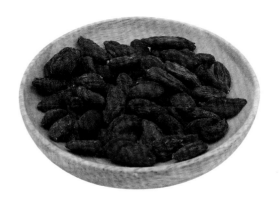

天地精华蕴枸杞

—

枸杞

　　曾于7月间从银川驱车去宁夏沙坡头，路过中宁。听当地人介绍那里盛产枸杞，临时决定下高速去看枸杞的产地。时值夏日，骄阳似火，我们开车跨过黄河，穿过村庄，在绿杨林边看到了一望无际的田地。几排玉米将大田隔开，中间栽种着一垄垄的枸杞树，高出人头。绿色的藤蔓上缀满了红艳艳的果子，一串串如马奶子般挂着，红翠相间，惹人喜爱。我小心地躲过枝蔓上的硬刺，摘了几个熟透的枸杞子尝尝，如成熟的柿子，皮薄汁多，软软的，吃起来如一包糖水，味道特别甜。

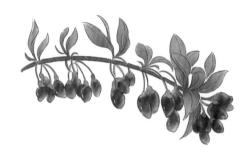

　　田埂上落了一地熟透的果子，树荫下堆放着一筐筐新摘的枸杞子，村民们正等着大车来拉回去。听他们说，果子从六月就开始采摘，已经采了 3 茬了。看着满筐的枸杞子，我好奇地问他们每天能采多少？村民们笑着指着一位健壮的妇女说，她的手快，每天能采上 20 多公斤呢！枸杞树上有刺，我试着摘，半天才摘了一小把，实在佩服摘果子的村民。听当地人介绍，6 月中到 8 月中是夏果成熟的季节，每隔一周就要摘一次，每次都是村里的男女老幼一起出动，场面浩大。采摘时还要挑选熟软鲜红的果实，连柄采摘，不能弄破果子，这确实不容易。

　　宁夏自古就是枸杞的产地，冠名"宁夏枸杞"；而甘肃产自古甘州的"甘枸杞"也是很有名的。8 月初去兰州开会，到机场较早，在候机厅首先就闻到了三泡台冲泡的香味，循味我找到茶座，点了一杯，慢慢品尝。三泡台里面有枸杞、桂圆、小枣、杏干、绿茶和冰糖，开水冲入茶碗，扣上碗盖，不一会茶香、果香就溢散出来。用碗盖滗出茶汤，慢慢啜饮，让香甜的味道在口中游走，其中滋味妙不可言！茶杯中枸杞在水中舒展开来，橙红饱满，娇艳欲滴，果香舒缓，既香甜又养生，是当地茶饮不可或缺的组成，枸杞也成了甘肃的特产之一。

　　小的时候我们学校旁边的沟沟坎坎上也有很多野生的枸杞，当地人叫它"地骨子""羊奶子"。枸杞灌木长得有半人多高，长着稀稀疏疏的枝叶，每到 6 月麦收的时候，上面结满了橘红色的枸杞子，红艳如滴，非常耀眼夺目，小伙伴们就会想方设法爬到土梁子上摘一把。虽然野枸杞没有甜味，甚至还有些苦涩，吃一口都是籽，但孩子们能在野外发现奇特的植物，并经过一身土一身泥的探险后品尝野味，也是一种难忘的收获。

　　后来转学进城了，发现我们小学班主任佟老师在家门口的花盆里种了一棵枸杞树，成了我们学校的一道风景。春天枝叶返青，长出细长的叶子，叶根处伸出花梗，开出紫红色的五瓣小花。花期很长，此起彼伏，一直开到夏天，结出的果子由青绿变成橙红、鲜红，熟透的浆果如红耳坠一般挂满树枝。每次交作业的时候我们都围着看，有调皮的同学还偷偷地摘几颗。即使报告给老师，胖胖的佟老师也只是轻声说几句："不好吃，看着更好。"现在想起来，当地的枸杞是野枸杞，不入药，但确实是好的观赏植物。

　　实验室爱花的同事去年买了一盆枸杞树。刚来的时候满树结满了红彤彤的果子，如珊瑚、玛瑙般红艳喜庆。可到 8、9 月，突然叶子、果子都落了，只留下几颗干瘪的果子，大家都以为枸杞树死了。后来遇到了农科院的专家王

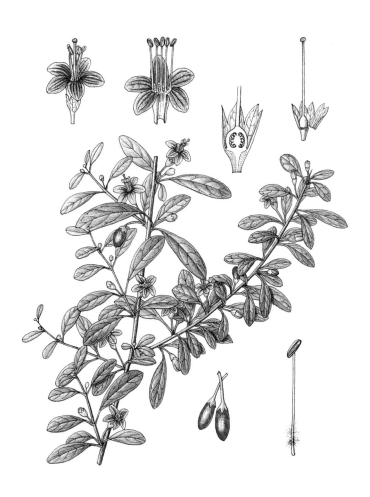

老师，他说枸杞有休眠的习性，夏天北京气温过高，枸杞树就进入休眠期，等天气凉了，枸杞树还会发芽开花结果，这一茬就是秋果，能一直持续到初冬。一听此言，赶快把枸杞又搬了回来，小心呵护，等着秋凉后再看它开花结果。

在诗经《小雅·北山》中写道："陟彼北山，言采其杞。"在《小雅·南山有台》中写道："南山有杞，北山有李。""杞"就是我们当今的枸杞，所采之用即为充饥。后世成了人们的养生之品，受到人们的垂爱。黄庭坚写诗赞道："仙苗寿日月，佛界承露雨。"苏轼也在庭院里栽种了枸杞，在《小圃五吟·枸杞》中写道："根茎与花实，收拾无弃物。"刘禹锡更是大为称赞："上品功能甘露味，还知一勺可延龄。"看来枸杞在遥远的过去就进入了我们的生活，古人早已认可了枸杞延年益寿的功能，这让人们对生于山野的荆棘之物刮目相看了。

枸杞一身都是宝，李时珍在《本草纲目》中记载："春采枸杞叶，名天精草；夏采花，名长生草；秋采子，名枸杞子；冬采根，名地骨皮。"喝过朋友从兰州带来的一小罐天精草茶，是用枸杞的新芽制成，炒制的茶叶极细。沸水冲泡一盏，叶片慢慢展开，有婀娜之态，清香之气随之飘散。茶汤淡绿，口感有些清苦，味道似绿茶。配上蜂蜜，再加上几粒枸杞子，口感、颜色更加丰满。枸杞叶茶

"甘平而润"，《本草汇言》中赞它"能使气可充，血可补，阳可生，阴可长，风湿可去，有十全之妙焉"。

在上海小饭馆吃过一道"清炒枸杞头"，味道甘甜清香，好奇南方怎么也会有枸杞，问服务员：枸杞叶在哪里采的？他说当地就有种植，一年四季都有。忽然想起江苏高邮人汪曾祺先生在《人间草木》中写的故事："枸杞到处都有。枸杞头是春天的野菜。采摘枸杞的嫩头，略焯过，切碎，与香干丁同拌，浇酱油醋香油；或入油锅爆炒，皆极清香。"他描写的枸杞菜如在眼前，清隽之味飘然而来，令人垂涎欲滴。

大家熟知枸杞子可滋补肝肾，尤善明目，民间俗称"明眼子"。曾记载大诗人陆游到老年，与孩子"蓬窗共一灯"谈诗论道，以致眼目昏花，视物不清，陆游善于养生，因此取枸杞入羹汤，后来视力改善，因此做"雪霁茅堂钟磬清，晨斋枸杞一杯羹"的诗句来叙述这段经历。我前一段时间加班写课题，出现了眼睛干涩、胀痛、视物模糊、迎风流泪之症，开始每天晨起嚼服枸杞子20克，坚持了两个多月，眼部症状明显改善。在临床上我对有腰背酸软、眼干口干、视物昏花的病人，常常也建议他们服用杞菊地黄丸，如果怕麻烦，每天枸杞、菊花泡水代茶饮，也是不错的选择。

　　枸杞子养肝阴，是常用滋阴疏肝方剂一贯煎的主要组成。我曾以此方为基础加减治疗来自通辽的一位女性病人，患银屑病 30 余年，近 5 年不消退。见胸、腹、背及四肢散在蚕豆大浸润性红斑，下肢连接成片，上覆银白色鳞屑，瘙痒。平素口干咽燥、心烦易怒、失眠、易疲乏、大便干、舌绛、苔薄黄而干、脉弦细。证属热毒伤阴、血虚化燥，加上情志不舒、郁而化热。因此在一贯煎（北沙参、麦冬、生地黄、当归、枸杞子、川楝子）的基础上加白蒺藜、青黛、莲子心、合欢花、白花蛇舌草，病人服药一月后下肢皮损明显减少，这一改变让她欣喜万分。

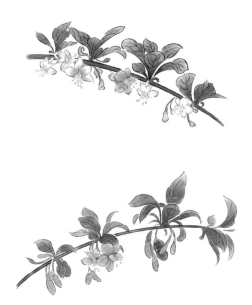

　　枸杞子闻起来香甜，嚼起来甘之如饴，挑选好的枸杞子需要一定的功夫。问过我们医院的老药工，他说只有宁夏的枸杞是入药的品种，五个方法可以简单辨别好的枸杞子，一看、二闻、三捏、四泡、五尝。我按照方法也试了，果真如此。宁夏枸杞个大，纺锤形的果子顶端有一叶柄白点，捏起来干而不黏，闻起来香甜而无酸涩、刺鼻之味。关键是泡在热水中是浮在水面的，吸饱了水后变圆变大，慢慢散出橘黄色的颜色，直至沉入杯底。尝起来自然是甘甜、清香，有枸杞子特殊的味道。几种方法都用过之后，就不怕买不到好枸杞了。

　　枸杞的根皮为地骨皮，具有清香之气，与枸杞子的甘温不同，具有甘寒之性。因此有凉血清热、清肺降火的作用，也是我院赵炳南老先生治疗荨麻疹的多皮饮中的主要药物（地骨皮、五加皮、桑白皮、干姜皮、大腹皮、白鲜皮、粉丹皮、赤苓皮、冬瓜皮、扁豆皮、川槿皮）。荨麻疹多因蕴湿，兼感风寒之邪化热，风寒湿热交杂。中医的象思维，以皮达皮，调和开宣腠理、清热散寒、疏风祛湿。这个方子成为皮肤科治疗多种皮肤病的经典方剂，常常以此加减。对春季女性面部红肿、瘙痒的过敏性皮炎病人，我常常建议她们用地骨皮、马齿苋、黄柏水煎后冷敷。

　　枸杞,曾是山野的植物,它聚集了天地精华,能使人与天齐寿,因此人们赋予它天精、地骨、长生等美名,又被人移入庭院,摆上桌头,成了能带来鸿运的好兆头。但枸杞有一种品格,它耐得住大西北沙漠戈壁,也适应华北江南的四季,只要有根、有子,它就能开花结果。它的存在就是简单的道理,新芽嫩叶饱人饥腹,熟果老根消人病疾。如同它鲜红的颜色,总是给人以温暖和甜蜜。

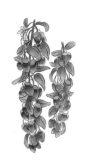

醉花阴·紫草

间色丝绢曾惜售，亮紫人前秀。

刈草弃荒原，踪影难寻，暗恨初之谬。

味甘入药汤余臭，本性咸寒奏。

配伍论君臣，内外神通，凉血疹毒透。

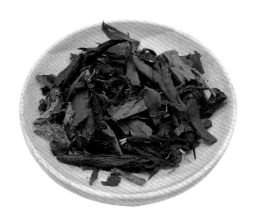

问道紫草功何在

紫草

有几天药房缺紫草，我竟然在看病的时候打了磕绊。习惯了用紫草，突然少了这个药，竟然选不出一个像它那样既可凉血、又能解毒的替代药物，顿时无比的惆怅，不知是对它情有独钟，还是一种依赖和信任。似乎感受到它红得发紫的颜色，与血分有天然的亲和，甘寒之性，凉血消斑，消去皮肤的热毒之证。这一思维是典型的中医"象"思维模式，然而到底有没有科学依据，自然是数据说了算。

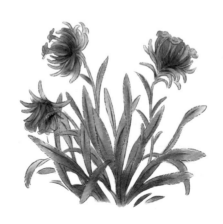

紫草煎药的时候有一股浓烈的味道，熬出的药汁黑紫而稠厚，被人们叫作臭紫草，常用于治疗斑疹、多形红斑、银屑病，以及水火烫伤、小儿尿布性皮炎、湿疹、扁平疣等多种疾病。研究表明它有抗炎、抑菌、促进伤口愈合等作用，有确凿的科学依据。由于临床上疗效好、用量大，其貌不扬的紫草从原来小宗药物，变成了大宗需求。它曾是很不起眼的植物，混迹于杂草之中，开着平淡无奇的小花，还长着粗硬的毛刺，再加上拔起来还带有难闻的气味，惹人讨厌，是田间除杂草的对象。

时过境迁，没想到中部地区的紫草竟然被消耗殆尽，人们不得不把目光投向遥远的天山，寻找到另一个品种——新疆软紫草，还有内蒙的小花紫草、云南四川的滇紫草都当作"紫草"，来补充紫草药源的不足。然而新疆软紫草质量最优，其中紫草素是后两者的 8 倍。由于软紫草用量大，资源少，过度挖掘，导致它的资源告急，价格一路攀升。

新疆软紫草分布在新疆、西藏一带，多生长在天山山脉的山阴一侧，与《本草纲目》中记载的"苗似兰香，茎赤，节青，二月有花，紫白色，秋实白"，在外观上明显不同。新疆软紫草呈簇状生长，高约一尺左右，叶如细条形，上覆白色的绒毛，开花时伸出一枝花柱，开出一束筒状钟形花朵，颜色从紫红到深紫色不等。秋冬时草枯叶落，割去茎叶，挖出根部，根如绳索状疏松地扭在一起，紫红色的根片重重叠叠，这便是紫草的用药部位。

紫草可称道的地方正是由于它的紫！天然的紫色成了我国古代紫色衣物的染料，尤其染就的丝绸颜色最为鲜亮。当年的齐国，曾出现了"齐桓公好服紫，一国尽服紫"的盛况。那时一匹紫色丝绸的价格高得出奇，竟超过了五匹素绢，因此国人花千金以求紫色，花费无数。幸有管仲提议齐桓公不要再穿紫，以免抬高紫色丝绸的价格。齐桓公深明大义，欣然应允，对外宣称不喜欢紫衣的臭味，因此也拒绝了大臣们进献的紫衣。可以想见，当年的染色技术非常高超，能掌握紫草的特性和非常复杂的媒染技术，才能用紫草天然的染料将织物染就得如此美丽和持久。

大凡紫色，在古人眼里都是一种富贵之色，我们的血脉中流淌着道教的思想，崇尚紫色。老子西出函谷关，"紫气东来"，留下五千真言的《道德经》，因此紫气被喻为圣人之气，祥瑞之气。紫草流入日本，竟然超越了植物本身，与紫色混同一体，演化成美好的意象，在诗歌中频频出现。而紫色也是欧洲贵族之色，我曾在枫丹白露宫大开眼界，看到了拿破仑花重金在我国定制的紫色丝绸，至今在昏黄的灯光下仍闪闪发亮，散发出高贵、典雅而神秘的

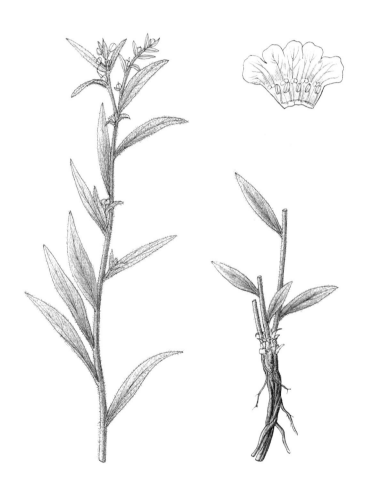

气息，这种来自紫草的颜色征服了拿破仑，也受到了欧洲皇室的青睐。

然而紫草的染色不是一成不变的紫色，它的颜色来源于萘醌基团，它受温度和酸碱度的影响，颜色变化从红色、蓝色、紫色、绿色，甚至还会出现灰色，因此军方甚至用紫草中的天然染料来制作迷彩服。一种染料，只要变换条件，就能形成不同的颜色，与自然混为一体，确实是个很好的应用。曾去云南旅游，买回了一些扎染的桌布，其中紫色图案的背景就是用紫草染成的，扎染的紫蝴蝶翩翩起舞，栩栩如生。紫草染色的棉布虽没有靛蓝的鲜亮和朴实，也没有紫色丝绸的亮丽和光鲜，但却柔和、温暖而浪漫，估计女生会喜欢吧！

崇尚天然的人们爱用紫草做天然化妆品。紫草有抗菌、消炎、美容的作用，让不少女性趋之若鹜。我们给初中学生开设过"水火烫伤紫草膏"这节课，让学生们了解紫草中主要成分紫草素的脂溶性特征，和紫草素在不同温度、酸碱度条件下的神奇变化，还让学生们亲自制作家庭中常用的紫草油、紫草膏，并利用紫草的颜色，让他们发挥想象，做出紫草唇膏来。没想到报名的学生中很多是妈妈们给选的课，来上课的大多是女生。即使来几个男孩子，他们都腼腆地说：想送给妈妈做礼物！看到他们放学时，手捧着自己做好的东西，急冲冲地跑到妈妈身边，将自己亲手做好的东西送给妈妈，感受到紫草不仅仅带给学生中医药知识，更多的是一种感恩的情怀。

紫草的主要成分是紫草素，是脂溶性物质，因此常常用作外用药来使用。中医古籍中记载的紫草膏不下几十种，用于水火烫伤、湿疹、虫咬、皮炎等。家里有婴儿的妈妈可以自己做一个紫草油，能有效地处理婴儿的尿布疹。方法很简单，到药店买来软紫草 50 克，浸泡在 200 毫升的橄榄油中，不到一天就能浸出紫红的颜色。出现皮损时，只要每天外涂两三次紫草油即可。不久前在洛阳的侄女给我打电话，她的孩子得了尿布疹，我就让她用这个办法治疗，非常有效。

曾跟小儿王传人王应麟老先生一起做课题，学习了老先生祖传青紫方治疗湿疹的经验。青紫方的基本方是青黛 3 克，紫草 5 克，山慈菇 6 克，草河车、土茯苓、白鲜皮各 10 克等。王老认为小儿湿疹是先天禀赋热毒蕴于血分，加上后天饮食喂养不当，致使脾失健运，湿热内蕴，又兼外受风邪，郁成毒火，发于肌肤腠理。这与成人湿疹的清热利湿解毒治则不同，他用紫草凉血解毒，其他药物清肝凉血而散热，用于治疗血热证的皮肤病效果非常好。

　　紫草是治疗银屑病不可缺少的药物，凉血解毒，一举两得。我们医院曾联合北京地区的多家三级甲等医院，经过临床多中心的研究，形成了治疗银屑病血热证的优化方，其中方剂的君药就是紫草。我们做了很多的研究，证明了紫草素有抗银屑病的作用，但是奇怪的事情是我们根本没有发现其中主要成分紫草素入血的痕迹。无论是单独给动物服用紫草水煎剂，还是给动物灌服紫草素，都不能在血中找到紫草素的代谢物。那紫草中是不是还有其他什么成分发挥了作用？再读《本草纲目》，记载紫草："治斑疹、痘毒，活血凉血，利大肠。"我们发现服用紫草的病人大便稀软，提示我们是不是紫草中的黏糊糊的多糖成分发挥了作用？这正是我们要做的研究，为此我们申报了课题来研究这个问题。

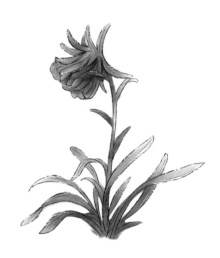

　　紫草具有解毒作用，是治疗病毒性疾病的好药。北京中医医院温振英老大夫的养阴益气合剂治疗小儿肺炎，她认为儿童肺为娇脏，热毒容易伤及肺气、耗竭肺阴，因此无论治疗细菌感染还是病毒感染引起的肺炎，都用养阴益气解毒来扶正驱邪。这个方子中用了一派的补气养阴药，如黄芪、党参、沙参、玄参、黄精等，仅仅用了一味紫草来清热解毒。但令人惊奇的是，这个方子对多种细菌表现出抑菌效应，而且能拮抗多种流感病毒，显示了紫草的解毒作用非同一般。

　　紫草还是治疗皮肤病毒性感染疾病的良药，北京中医医院赵炳南老先生治疗扁平疣、寻常疣的方剂"紫兰方"是临床上非常好用的方子，方子由紫草、板蓝根、马齿苋、生薏米、红花、赤芍、大青叶组成。我曾治疗一位28岁女性面部扁平疣病人，右眼角及颧骨上的扁平疣经过激光治疗后，颜色深暗，原来治疗的皮疹又复发；同时左面颊及颈部又新发了密集的皮疹。皮疹色红、瘙痒，病人心烦意乱、睡眠不安。我就用这个方子加香附、木贼草、合欢花各10克，开了七付。病人服用一周后皮疹就干瘪了，面色也明亮起来。嘱咐继续服药，两周后皮损消退。类似的病人有很多，研究生们记录了病人的病案，并整理成文章发表。

　　紫草，看似平常又不起眼的中药，没想到竟然在工作中跟它产生了那么多的关联，似乎有某种情感的纽带。在紫草背后有很多故事，一方、一药、一文难以承载全部的感情和期待。也许有一天我们找到了紫草中的有效成分，并发现了其中的作用机制时，我才能解释自己与紫草的缘分！

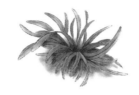

浪淘沙·桔梗

桔梗南北栽，夏日徘徊。清风明月紫云台。

不尽妖娆出冷色，独向天开。

甘苦经霜来，入药良材。铃铛花语不须猜。

宣肺止咳通上下，祛病消灾。

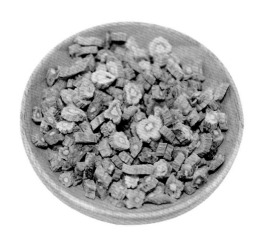

清风明月紫云台

桔梗

大学毕业三十年，同学们无比期待再次聚会，为此我们成立了班委会，由热心的小卞当群主，精心组织安排聚会的活动，为此在六月初还专门带领我们几个"常务班委"提前到昌平实地考察一番。

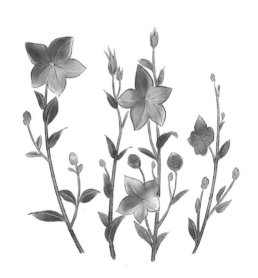

　　走到会议室外，忽然发现路边种了很多桔梗，令我惊喜! 桔梗是新长出的苗，有一尺多高，细细的茎，稀疏的叶子，长了大大小小如包袱般淡绿到微紫的花苞，摸起来鼓鼓的。顶端已经有一两朵桔梗花在开放，淡淡的紫色，五角花瓣，如喇叭花般，歪着脑袋，简单而明快。桔梗，多么巧合，让我回忆起在 1984 年大学组织我们参加建国 35 周年国庆庆典的夜晚。那天晚上我们在天安门广场上跳的集体舞"道拉吉"，大家尽情地跳着、唱着，最后没有了班级、也没有了学校的界限，围成了大圈，手拉手尽情地跳着。"道拉吉"是我们青春美好的记忆，热烈的场面让我至今都难以忘怀。

　　十多年前有一次去吉林开会，期间吃到腌制的细根状的泡菜，朋友故作神秘地让我猜是什么菜? 我小心地猜人参? 朋友摇头，最后的答案是桔梗——被称作"道拉吉"那个菜。我恍然大悟，也哑然失笑。原来"道拉吉"是朝鲜族老百姓的一首民歌，是欢快的"桔梗谣"。再想象一下，对上了! 朝鲜族女孩背着筐子在山野间一边采摘，一边对歌的情景油然而生，山谷里飘荡着"采桔梗呀、采桔梗! 白白的桔梗哟～长满山野……"

　　再次吃到桔梗，是我的朝鲜族博士研究生亲手做的。我的这名学生刚入学时讲中文磕磕绊绊，学术交流更是让人担心。3 年学习中，不仅工作努力刻苦，成绩突出，进步最大的就是他的中文表达，在答辩时能非常流利地回答，受到专家的一致认可。临别时他请我和师弟师妹们吃朝鲜烤肉，并专门带来他亲自做的泡菜，其中就有桔梗。桔梗是他从家乡带来的，用了三天的时间才做成。现在桔梗的味道我已经忘了，但我却记住了他在实验室一个人做实验的场景，记住了他与大家一起合作的画面，更记住了我们最后欢聚的时刻！

桔梗其名何来？李时珍在《本草纲目》中记载："此草之根结实而梗直，故名。"我国很多地区都有生长，产于东北、华北的称为"北桔梗"，产量大，以野生为主。产于华东、华中地区的称为"南桔梗"，产品质量最佳，多为种植。深秋是桔梗的收获季节，两年以上的桔梗才有一个好产量，根茎能到 30 厘米以上，甚至到 50 厘米。这时也是药农最忙的时刻，挖出的桔梗根要用竹刀刮去鲜根外皮，洗净晒干。去皮一定要趁鲜，否则放时间长了外皮干了，就很难刮去。新鲜的桔梗是朝鲜族和东北其他民族老百姓常见的蔬菜，但是它的味道却是苦的，经常见到老大夫在开桔梗的时候会写上苦桔梗呢。

2015 年夏天在密云山区，忽然看到在山脚下有一大片紫色的花，仔细一看，是桔梗！正是 7 月，田野中的桔梗

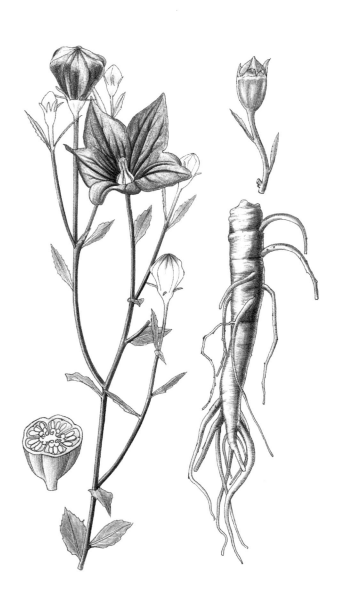

花盛开，成片的紫色，浮云般飘曳。喇叭一样的铃铛花层层开放，夹杂着未开的五角花苞。谈及起桔梗的种植，农民直摇头说，别看它不值钱，它还很娇气，不能旱也不能涝，还要勤除草，否则它还没有野草长得好。看到农民在地里给桔梗培土，我很好奇。他们说，桔梗杆细，长到一定程度就要少浇水，稳住根，否则长得太高，风一吹就倒伏了。想起我们医院的院子里曾种了一片桔梗，后来长疯了，倒了一片，花工觉得不好看，后来就不再种植了。看来想要种好桔梗也不是一件容易的事，其中也有不少知识和窍门，也要付出很多的辛苦！

　　桔梗的价格也一度是个传奇。桔梗是朝鲜族的日常食品，也是出口韩国的大宗物质，由于在 1996 年对韩国出口量大增，桔梗的价格从原来的每公斤 7、8 元逐渐走高达到每公斤 16～18 元，引发了药农种植桔梗的热潮。桔梗种植要有两年的周期，等收获时，天有不测风云，在 1997 年下半年亚洲金融危机爆发，韩国等出口市场关闭，国内也银根紧缩，结果导致桔梗价格直线下跌到每公斤 3.5 元的低谷，甚至烂在地里无人收获。直到 2003 年遇到"非典"的爆发，桔梗是"非典"的预防药物之一，一夜间桔梗价格暴涨到每公斤 40 元，有的地方甚至到了每公斤 100 元的天价，随之而来的又是种植桔梗的高潮，结局供过于求，又造成新一轮的跌宕。经过几次过山车式的价格起伏，药农们痛定思痛，总结了经验和教训，逐渐走向稳定持久的发展道路。

桔梗是治疗出现咳嗽、痰多、咽痛等症状的上呼吸道感染、支气管炎等疾病的常用中药，它有升散、宣肺的功效。2018 年，北京的夏天来得早，还格外热，这一周最高气温达到 39℃，人们大都躲在空调屋里吹冷风，结果同事小韩发起烧来。她在微信圈里发信说嗓子痛、全身酸痛、咳嗽、流黄鼻涕、吐黄痰、喘憋不能平卧。一看就是外感风寒、入里化热，属于麻杏石甘汤证。我给她开了麻杏石甘汤（麻黄、杏仁、生甘草各 10 克，石膏 30 克），加桔梗、黄芩、贝母各 10 克。方剂配伍有讲究：麻黄、桔梗宣肺平喘；桔梗宣肺气、杏仁降肺气，一升一降，辛开苦散，止咳平喘而化痰；桔梗、甘草，是《伤寒论》桔梗汤的配伍，专治肺痈，咳嗽脓痰。她喝了三副药就不喘了，黄痰咳嗽也明显减轻。

桔梗在临床上有"舟楫之药"的美名，意思是能载药上行，正如《本草求真》所云："桔梗系开提肺气之药，可为诸药舟楫，载之上浮。"桔梗在出自《太平惠民和剂局方》的参苓白术散中体现了它独特的妙处。参苓白术散治疗脾虚湿盛、气虚乏力，有补脾胃、益肺气的作用，临床上妇孺、老幼都可使用，也是我爱用的药物。我儿子小时候胃口不好，爱感冒，大便经常不成形。一看舌头，舌色淡，舌胖有齿痕，舌苔厚腻，有时还有剥脱苔。辨证是脾虚湿盛，这时就给他吃参苓白术散。方中有白扁豆、白术、茯苓、甘草、莲子、人参、砂仁、山药、薏苡仁和桔梗。方中主要药物是健脾渗湿的，唯独桔梗不入脾经，是肺经的引经药。在中医五行上，脾为土，肺为金，通过补脾气，由桔梗引导着精气到达上焦来补肺气，体现了中医"培土生金"的治则。每每用到这个方子，不由得感慨古人的用药如神、调兵遣将的大智慧。

桔梗还有"提壶揭盖"的神奇妙用。生活中有这样的常识，我们提壶倒水时，如果揭开盖子，水很快就流出来。中医认识疾病也是这样的思维，肺的位置最高，就好像一个盖子，又称为"华盖"。上面的盖子塞紧了，上下气机不调畅，下面的水液也流不出来，从而形成小便不利、湿热内停之症。我有一朋友王女士，患泌尿系感染，小便淋漓不畅，赤热疼痛，同时加上感冒，鼻塞不通、咳嗽咽痛。我给开了八正散，服用三天后，效果不明显。很纳闷，仔细琢磨，想到她同时伴有咳嗽有痰，肺气不宣，所以在原方的基础上加桔梗、杏仁各10克，桑白皮30克，宣降肺气，提壶揭盖，果真又服了三副后，小便通利，热痛消失，咳嗽也明显改善。由此对桔梗的宣肺作用大为赞叹，感慨它有四两拨千斤的药力！

　　桔梗药用神奇，花开美丽，给人以清心、宁静、淡泊的感觉。在山野、田园中蓦然回首，青绿中一抹紫花出人意料地开放，迎风摇曳，传递着花语，也传递着永恒、无悔的爱意。桔梗轻轻地吟唱，悄悄地绽放，静静地生长，历经几度风霜，将甘苦藏寄于深根中。也许它的每一个花苞都有故事，等待着人们去揭秘。暂且褪去铅华，抹去红绿，以清新的紫兰来吸引人们的注意。

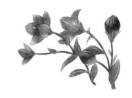

图书在版编目（CIP）数据

四季本草手记：洞察自然中的健康本源 / 李萍著
. — 北京：人民卫生出版社，2018
ISBN 978-7-117-27249-0

Ⅰ. ①四… Ⅱ. ①李… Ⅲ. ①本草 – 基本知识 Ⅳ.
① R281.3

中国版本图书馆 CIP 数据核字（2018）第 182783 号

人卫智网　www.ipmph.com　医学教育、学术、考试、健康，购书智慧智能综合服务平台
人卫官网　www.pmph.com　　人卫官方资讯发布平台

书　　名　四季本草手记——洞察自然中的健康本源
著　　者　李　萍
出版发行　人民卫生出版社（中继线 010-59780011）
地　　址　北京市朝阳区潘家园南里 19 号
邮　　编　100021
E － mail　pmph @ pmph.com
购书热线　010-59787592　010-59787584　010-65264830

策划编辑　樊长苗
责任编辑　陈　慧
书籍设计　郭　淼
责任版式　赵　丽

印　　刷　北京顶佳世纪印刷有限公司
经　　销　新华书店
开　　本　889×1194　　1/32
印　　张　12
字　　数　221 千字
版　　次　2019 年 3 月第 1 版　2019 年 3 月第 1 版第 1 次印刷
标准书号　ISBN 978-7-117-27249-0
定　　价　56.00 元

打击盗版举报电话：010-59787491　E-mail: WQ @ pmph.com
（凡属印装质量问题请与本社市场营销中心联系退换）